U0219758

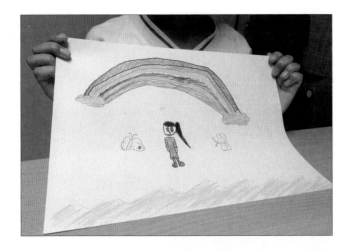

图1 儿童创伤个案在经过咨询师的陪伴下走过"看见自己、接纳自己和发挥自己"这三段路,最后发展出自己的抗逆能力

图2 从左到右分别是:凯茜·玛考尔蒂、黄晓红、科妮莉亚·阿尔伯查

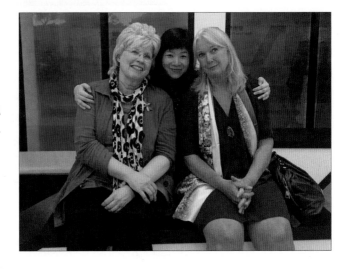

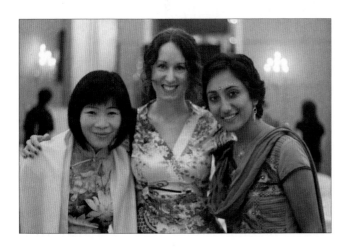

图3 从左到右分别是:黄晓红、加拿大的劳拉·安德鲁(Laura Andrew)、印度的克鲁帕·雅韦里(Krupa Jhaveri)

图4 从左到右分别是：M.
O. 恩德桑乔（Mark Obama
Ndesandjo）、黄晓红

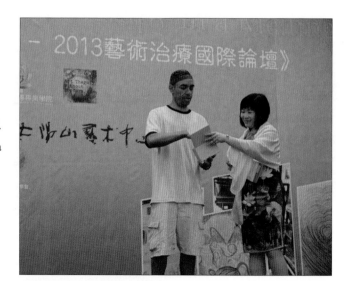

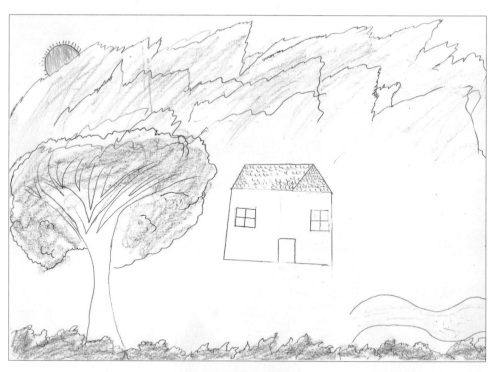

图5 9岁男孩的画

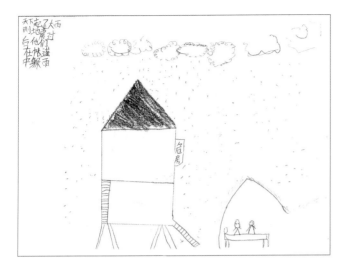

图 1-1 "我的家"

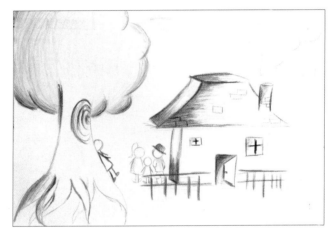

图 2-1 "房树人"

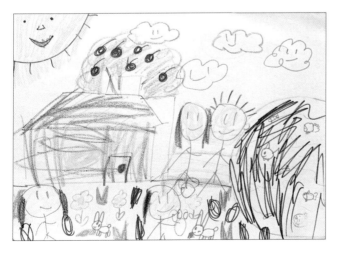

图 4-1 合作家庭图

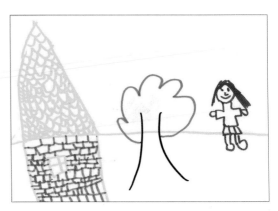

图 4-3　房树人

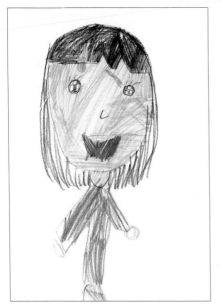

图 4-2　人像 / 自画像

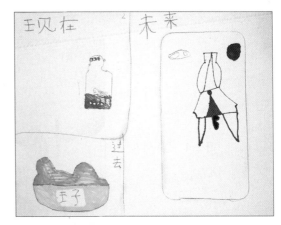

图 4-4　过去－现在－将来

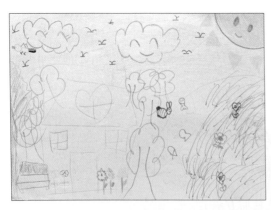

图 4-5　合作家庭图样例 1

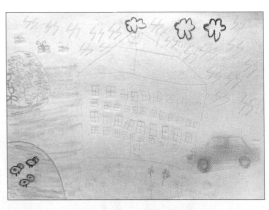

图 4-6　合作家庭图样例 2

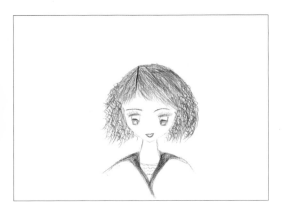

图 4-7　人像 / 自画像样例 1

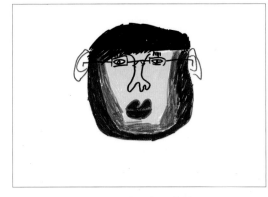

图 4-8　人像 / 自画像样例 2

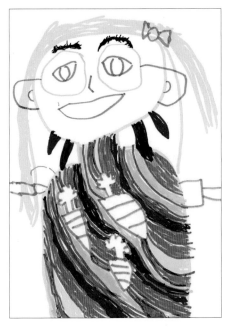

图 4-9　人像 / 自画像样例 3

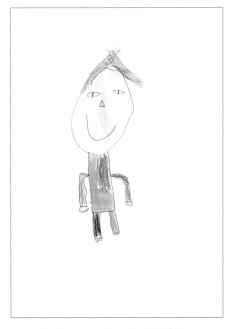

图 4-10　人像 / 自画像样例 4

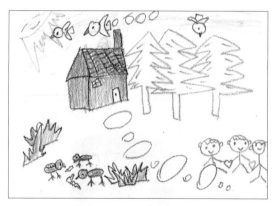

图 4-11　房树人样例 1

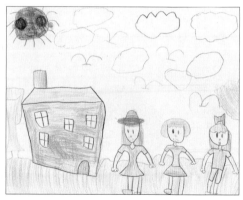

图 4-12　房树人样例 2

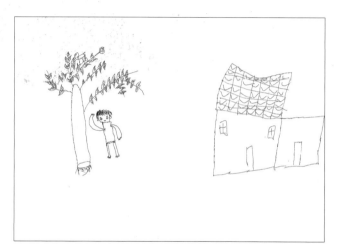

图 4-13　房树人样例 3

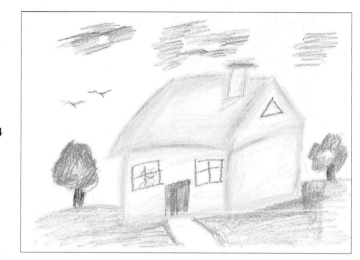

图 4-14　房树人样例 4

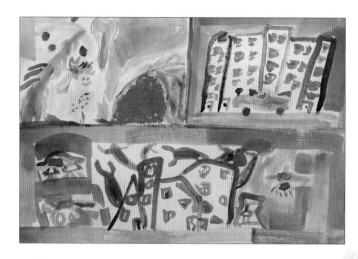

图 4-15 过去-现在-将来
样例 1

图 4-16 过去-现在-将来
样例 2

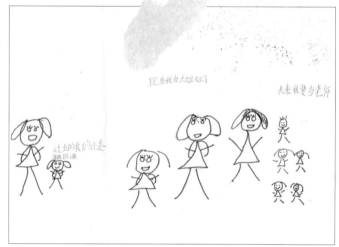

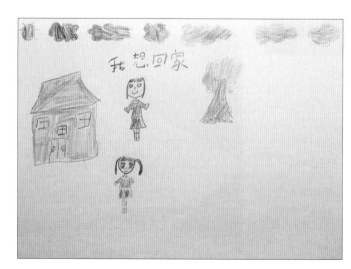

图 7-1 "我想回家"

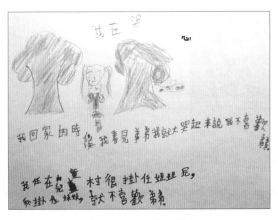

图7-2A "我在哭"1

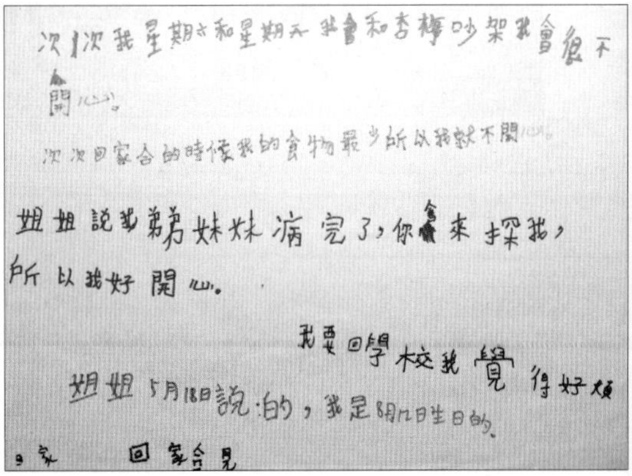

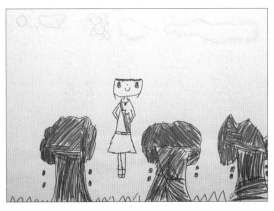

图7-2B "我在哭"2

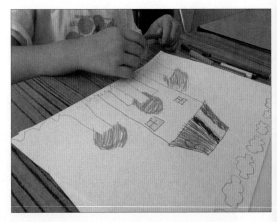

图7-3 瑶瑶画的"自画像"

图7-4 瑶瑶画的"房树人"

画中有话

叙事绘画治疗的临床应用

The Clinical Use of Narrative Drawing Intervention

黄晓红　著

中国轻工业出版社

图书在版编目（CIP）数据

画中有话：叙事绘画治疗的临床应用／黄晓红
著.—北京：中国轻工业出版社，2019.12（2024.5
重印）

ISBN 978-7-5184-2713-0

Ⅰ.①画…　Ⅱ.①黄…　Ⅲ.①精神疗法
Ⅳ.①R749.055

中国版本图书馆CIP数据核字（2019）第245669号

责任编辑：林思语　　　　责任终审：腾炎福
策划编辑：戴　婕　　　　责任校对：刘志颖　　　　责任监印：吴维斌

出版发行：中国轻工业出版社（北京鲁谷东街5号，邮编：100040）
印　　刷：三河市鑫金马印装有限公司
经　　销：各地新华书店
版　　次：2024年5月第1版第4次印刷
开　　本：710×1000　　1/16　　印张：14.25　　插图：4
字　　数：128千字
书　　号：ISBN 978-7-5184-2713-0　　定价：62.00元
读者热线：010-65181109
发行电话：010-85119832　　　010-85119912
网　　址：http://www.chlip.com.cn　　http://www.wqedu.com
电子信箱：1012305542@qq.com
版权所有　侵权必究
如发现图书残缺请拨打读者热线联系调换
240631Y2C104ZBW

谨以这本小书献给我的恩师——

迈克尔·怀特（Michael White）

凯茜·玛考尔蒂（Cathy Malchiodi）

科妮莉亚·阿尔伯查（Cornelia Elbrecht）

黛安娜·泽尔曼（Diane Zelman）

顾修全（John Koo）

刘正奎教授序

晓红博士邀请我为她的新书《画中有话：叙事绘画治疗的临床应用》作序，我欣然应允。我们虽只有零星工作上的交集，但在我的脑海里，我们早已是长途跋涉中的同行者。第一次听到她的名字，是在2013年雅安地震灾区，当时我率领中科院心理所心理援助团队，在当地开展心理危机干预和心理健康服务工作。具体负责灾区工作的一名同事告诉我，一名来自香港的晓红博士，为我们的前线工作人员多次提供义务工作坊、团辅和督导服务。后来我又了解到，她从2008年汶川大地震开始，就应用艺术治疗在灾区开展团体和一对一心理治疗服务，并在当地医院和大学义教，以期薪火相传。人同此心，心同此理，加之相同的灾区经历，让我一直倍感亲切。

翻阅晓红博士发给我的书稿，我又平添一份惊喜。自2004年以来，我就兴趣盎然地将电影、绘画、文学和团体游戏等融合，编写了中小学生心理健康教育课程——《我的影像成长日记》，希望通过艺术或美的形式来滋养孩子们的心灵，提升心理健康素质。而晓红博士则更专注于儿童心理的深层问题，致力于将叙事疗法和艺术治疗有机融合，通过十几年的临床实践及研究，创立了自成一体的叙事绘画治疗（Narrative Drawing Intervention）。同时，她编写出规范化的教学流程，这是一套深入浅出、简单易用的心理学工具。叙事绘画治疗在一批香港专业助人者，包括临床心理学家、教育心理学家、社工及辅导员中很快得到认同，他们亲自学习并应用于临床个案身上，取得了令人满意的治疗效果。多年来，晓红博士先后于北京、香港、澳门、成都、武汉、上海、深圳、贵阳、西安、呼和浩特、齐齐哈尔、西宁、苏州、银川、建水、绵阳、重庆等城市，以及美国、澳大利亚、墨西哥、新加坡各国的国际论坛、医院及大学演讲、主持工作坊及提供公益服务，广受各国专业助人者的高度评价。近年来，晓红博士又亲著《画中有话：叙事绘画治疗的临床应用》，让学员一步步依据书中的技巧与提醒，加上个人辅导风格和经验，活学活用这套心理学工具。

分享是一种能力，更是一种力量。晓红博士是一名优秀的分享者。2013年，她邀请全球20多个国家地区的艺术治疗专家，于中国深圳举办以"上善若水"为主题的国际论坛，论坛上文化与色彩共冶一炉，心理科学与多元艺术相融相印。该论坛的收益也捐给了当年遭受地震的雅安灾区同胞。2016年，她再次邀请来自全球的艺术治疗专家，在香港举办以"大爱无疆"为主题的国际论坛，并将所有收益捐给学会，援助中国内地、中国香港及印度尼西亚灾区的家庭和儿童。2019年，她和团队再接再厉，在北京举办以"和而不同"为主题的艺术治疗国际论坛。

祝贺晓红博士的新书出版，期待这本新书能惠及千千万万个家庭和孩子！

刘正奎

中国科学院心理研究所研究员、博士生导师

全国心理援助联盟副主席

中国心理学会心理危机干预工作委员会主任委员

岳晓东教授序

随着现今人们日趋关注心理健康，加上近年全球各地发表了更多有关心理学的研究，人们对此的认识和需要日益增加。《画中有话——叙事绘画治疗的临床应用》一书中主要讲述和介绍的，就是作者受叙事治疗大师迈克尔·怀特和艺术治疗大师凯茜·玛考尔蒂的教导和启发，并将所学融会贯通，开发的心理治疗模式——叙事绘画治疗。这套治疗模式在临床研究中得到了超过九成来访者的认同，通过叙事绘画治疗能为患者带来治疗进展。

书中包含大量作者对于这项治疗模式的创造性见解。书中涵盖有关叙事绘画治疗的精神、理论和实践，一步步详细阐明了每个治疗小节的开展、治疗目标的订立与完成、治疗过程中的注意事项及相关须知。

你可能会想，书中该不会都是一些枯燥的理论或沉闷的治疗程序吧？这本书令人惊喜的地方，正在于平实而富有情感的文字，以及不同的场景和情景下的案例，这能让读者彷彿身历其境，对有关细节更加清晰明了；书中一些治疗对话的示范，也能让读者更易于掌握其中奥妙。我深信这本书能全面地让专业人员了解叙事绘画治疗的理论和实践，从而让专业助人者通过掌握该疗法的精神和技巧，为自己的"专业工具箱"增添一套新的咨询技术。同时，它亦能为对人际关系、亲子沟通、艺术治疗、叙事治疗等知识感兴趣的大众读者提供通俗易懂的参考。

我祝福晓红的叙事绘画治疗这套年轻的咨询技术可以在海内外继续发扬光大，茁壮成长！

岳晓东

美国哈佛大学教育心理学博士

中国香港心理学会辅导分会首任会长

陈侃教授序

初次听到黄晓红博士的名字，还是这本著作出版之前不久的事情。因为我也曾在"万千心理"出版过两本绘画心理的书，所以我们有一位共同的编辑戴婕老师。一次谈话中，戴老师和我提到了叙事绘画治疗这种技术，并告诉我她们要计划出版这样一本专著。

第一次听到这个主题，我便十分感兴趣。因为绘画和叙事通常被当作两种不同的方法来使用，人们往往认为绘画是绘画，叙事是叙事。绘画就是美术馆里那些挂在墙上的艺术品，是不可言说的意象；而叙事则是言语的表述，带着明确的前后逻辑和理性。这两样如何被放到一起成为一种疗法呢？然而与此同时，我们常常观察到在绘画过程中，特别是儿童的绘画过程中，往往伴随着自发的言语叙述。这样看来，叙事和绘画在临床实践中又从来都是一对十分匹配的工具。心灵依靠这两种语言的合作，才走得更自然，乃至更深远。我很高兴有人能够把这两种十分有力的工具有机地结合到一起。我非常支持"万千心理"把这样一本有趣的作品带给中国的咨询师。我和晓红博士就是在这样的前奏下相识的。

不久，戴老师就帮晓红博士和我建立了联系。虽然从未谋面，但网络上我们一聊起来就觉得十分投缘。或许是同样的人，做了同样的选择，喜欢同样的工作方式，也有着同样的志向。我们就相约在今年北京的艺术治疗国际论坛上见面，一起做一些好玩并有意义的事情。更让我意外的是，晓红博士很快给我发来了之前戴老师所介绍的那本书的初稿，也就是现在这本《画中有话：叙事绘画治疗的临床应用》一书，她邀我为这本书写序。我自然感到十分荣幸，便欣然接受了。

在这之后，我便有机会先睹为快，仔细阅读了晓红博士的作品。通过阅读她的文字，特别是其中的个案报告，以及结构清晰的理论，我十分赞叹她在将绘画和叙事两个领域结合上所做出的努力，也为她的毅力和爱心所折服。

作为荣格心理分析流派的学者，我对书中很多地方无比认同。比如"梦是个人自己才可见的画；而画，却是每个人也看得见的梦""把潜意识意识化，把问题和自己分开""通过绘画和叙事合力在来访者心中画一幅画"等精彩之处。仔细品味，便更觉喜欢和欣赏，它们似乎和荣格所描绘的心灵疗愈经验很类似，但又带有独特的叙事风格。既有无为而治的抱持，又有智慧和明晰的指引。两味心药相辅相成，心灵可以通过绘画表达，再通过叙事来探得内涵，绘画呈现整体性的非言语经验，而言语则可以用其结构去凝练这些心灵的经验。于是叙事绘画治疗构成了一个完善的容器，来包含身体、意象、语言，在其中重构和转化经验，生成荣格所说的治愈的丹药。

这是一本温暖而睿智的书，我相信读者会和我一样，通过它看到晓红博士如何用她神奇的心灵画笔，滋养来访者，协助来访者，在他们心中画出一幅幅治愈的故事。如果说咨询犹如一个炼金术的容器，可以象征性地容纳心灵的转化与整合过程，那么晓红博士的叙事绘画治疗就犹如这些化合反应中的催化剂，促进来访者在自己内部生出苦难经验的消化酶，让心理对事件的解读模式，乃至心理消化的系统被重构，并恢复生机。

十分高兴晓红博士的作品顺利出版；更高兴的是遇到这样一位谦卑、温暖、执着的同路人！

陈侃

复旦大学心理系副教授

国际分析心理学会注册荣格分析师

陈丽云教授序

与晓红结缘，缘于 2008 年 5 月 12 日。由中国科学院心理研究所及中国心理学会主办的心理援助 2018 国际研讨会暨汶川地震灾后心理援助十周年纪念大会上，我是主讲嘉宾，她是工作坊导师。当天她笑着跑过来跟我打招呼，大家一下子就熟络起来了。也许都是到过灾区服务的"战友"吧，纵使初见，也分外亲切。

还记得那天淅淅沥沥地下了一天的雨，我看她没穿够衣服，随手就取出包里的羊毛围巾，给她披上。晚上还我的时候，她千恩万谢……

也许真的有缘，没有约定，却在回香港的班机上那么巧地重逢了。一整程的飞机上，我们就那样天南地北地一直聊，聊到下飞机。

那是我第一次听到她自己提及叙事绘画治疗。当听到这套临床心理治疗模式的来由跟汶川大地震的关系时，更给我留下了深刻的印象。临别我邀请她来我在香港大学的办公室详谈，看怎么样让她的叙事绘画治疗好好发展。

约好见面的当天也是淅淅沥沥地下着雨，她准时来到我的办公室。当时我们聊到如何提升一套临床心理治疗模式的信度和效度。我把自己发展的身心灵全人健康模式的研究方法跟她分享，她真诚地倾听着，还拿出手机来，认真地把重点记录下来。

聊了半晌，言谈甚欢。之后我把她介绍给我的学术研究团队，希望叙事绘画治疗这套临床模式能够得到更多专业助人者的重视、应用和研究。

晓红请我为《画中有话：叙事绘画治疗的临床应用》写序，我马上答应。

推荐这本有意思的书，我很乐意。以下是我应邀作序当天给她回的讯息："从我的角度来看，你是最强大的叙事绘画咨询师和临床心理学家，你能够将中国文化融入西方疗法，从而建立一套给来访者自由空间和充分力量的心理治疗法，并且具有持久的效果……"

在此，我祝福晓红和她的叙事绘画治疗在全国各地以至不同的国家地区，可以遍地开花，得到越来越多专业助人者的认同和应用，帮助越来越多有需要的人！

陈丽云

太平绅士

香港大学社会工作及社会行政学系荣休教授

香港专业辅导协会院士

香港社会工作专科院院士

肿瘤社会工作者协会院士

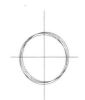

胡冰霜教授序

我对黄晓红老师的印象始于 2008 年汶川大地震。

2008 年 5 月 12 日下午，突然山摇地动、日月减光："天地不仁，以万物为刍狗。"然后余震不断，大家惊惶四顾、忧心忡忡，随时掂量着自己脚板底下的土地会不会又"轰、轰、轰"摇动起来。

此时此刻，黄老师一行背着行李来到四川大学，同来的几十位香港的义工都是心理学、社会学的同人。大家共同携手开始了灾后心理援建：讲学、咨询、督导、交流。舟车劳顿、风餐露宿，几十位义工都是同样的风尘仆仆，身着的衣衫都渐渐地呈现出洪荒、流沙的色调，让人联想川上、道中的行脚僧。几十位都与黄老师一样的谦和可亲、一样的温柔辞让、一样的仁慈智慧，让人感慨中华文化滋养出来的众生，礼仪深厚、坚韧朴实。

而后 5 月的花草渐渐闪出了光亮。天地、树木、沧浪、银河、飞鸟，都在吟唱着新生。

自此，黄老师年年都来四川大学，温文尔雅、极其婉约，不笑便不开颜。当然目光如炬、明察秋毫、洞若观火，而且视点高妙、真诚精准，逻辑纯粹。年复一年黄老师的叙事绘画治疗日臻完美。

"雪落黄河润无声"，同学们都说黄老师极像一首温柔的诗，那是一种久违的格调，含有玉兰、茉莉、月桂、蜡梅的综合气息。微笑点头之间，口吐莲花，那些温柔的音符，时时敲响着心弦，让听者重新看到高天繁星，看到新的希望。

彼时在她的母校：美丽的香港中文大学，半山腰上高卧着一块如镜的湖泊，永久地呼唤着清风明月的情致。且山顶上新亚书院的铜墙铁壁以哲学的名义镌刻了她的大名，铮铮闪亮，不仅昭示着她与古典主义形而上的认知与情感的深切缘分，也预示了她现实主义形而下的钢铁般的意志和行为。

2013 年春天，黄老师来四川大学三号教学楼讲学，听众过度踊跃，讲堂临时移到大教室。不意黄老师在楼梯上跌伤，当即发生了骨折，她脸色青白、冷汗颤抖，只好被抬上救护车，送医院急诊室。哪知第二天天色未明，她便匆匆爬上了南下的长途客车，如约去了雅安芦山地震灾区。一周后回到香港，方遵医嘱开始严格卧床休息一个月。重伤前行，这一周是如何过来的多难想象。从此黄老师在蜀中获得了"烈火金刚"的雅号。

黄老师积极入世，读万卷书、行万里路，曾求学于美国、澳大利亚，足迹遍布世界。当过主持人，还创作过纪录片、小说、传记，对人性的见地非同凡响，虽然才华惊世，却永久是谦谦君子，有缘相遇是为三生之幸。由此我们知道中华文明的风花雪月与异域的雾雨雷电，共同打造出了一种人格：集天地万物之灵。

今日大作《画中有话：叙事绘画治疗的临床应用》问世，于芸芸众生皆为幸事。

胡冰霜

四川大学心理学教授

方香廷教授序

　　初见黄晓红博士，缘于中国社会工作教育协会组织的"叙事绘画治疗工作坊"。接受三阶段 12 天的培训，以及拜读其著作，加之在呼和浩特和苏州的两次餐叙，让我对黄晓红博士升级了印象，改称其为"大师"。

　　心理咨询的流派、学说极为繁多，我也有幸学习过一些，但多数是漂洋过海的舶来品，很少听闻本土的创造。培训前，史柏年教授对黄晓红博士及叙事绘画治疗的介绍，激发了我的好奇：一方面，自己也粗略思考过绘画、沙盘、黏土等手段与叙事方法结合的可能性，急于求解其具体路径和策略；另一方面，心中暗自惊讶，一个本土咨询学派的鼻祖，怎么可能就是面前的谦逊温和、年轻美丽的黄老师？随着培训的渐次深入，终于见识了大师的功力绵厚。

　　"叙事绘画治疗"的名称，看似是艺术治疗和叙事治疗的简单相加，"边画画边讲故事嘛"，我也这样猜测过。实则不然——叙事绘画治疗跳出了一般艺术治疗"投射＋自愈"的思路，而是帮助来访者从绘画中探索各种可能性；叙事绘画治疗通过绘画，在叙事治疗之中增加了"潜意识意识化"的处理，帮助来访者对那些"说不清道不明"的经验有了清晰和全新的叙事；叙事绘画治疗以人本主义、存在主义、后结构主义等为哲学支持，咨询中的价值和信念议题变得明确有力；叙事绘画治疗坚守"不伤害"的专业伦理，除非来访者愿意，咨询师并不有意触碰哪怕是"显见"的伤痛……出于学习时间较短，领会能力浅微，我对叙事绘画治疗的内涵的理解远不及黄老师的创见，尽管如此，我仍旧被这一本土学派的智慧所折服，对黄老师"信手拈来"般的大师技艺佩服不已。

除了智慧，丰富的人生阅历也是支撑一个本土学派诞生的底蕴。黄老师在文学、摄影、旅游、公益以及运动等诸多方面表现出了浓厚的兴致，也取得了很多成就。尤其是 2008 年汶川大地震后，黄老师亲赴灾区，完全不顾及自己的身体伤痛，无限投入地帮助灾区儿童和群众疗愈心灵创伤。所有这一切，都有机地融入了她所创设的理论。因此，叙事绘画治疗绝对是一个有丰富文化浸染的学派，黄老师本人也是一位深具情怀的大师。

受黄老师的影响，我计划在本职教学工作中实践和推介叙事绘画治疗这一本土学派，也希望同更多的人与黄老师一起培育这株疗愈之花。

一点感悟，不敢作序。

方香廷

内蒙古工业大学社会工作副教授

张鑫彬导演序
——叙事绘画治疗是艺术和科学的结合

自从 2017 年，心理咨询师资格证被正式取消的消息公布后，在心理咨询师群体中引起很大轰动，心理学界也陷入焦虑。他们将无从证明自己是心理咨询师，更无从证明自己是什么等级的咨询师。因为一直以来，我们国家将心理咨询师定位在技能人员范围，这是导致如今混乱、崩裂局面的根源。心理咨询师不应该只是通过技能考试，被框在如电工一样考等级的技能人员的范畴里，而应该是需要严格训练和评估考核的专业人才。

心理咨询师资格证被取消是极好的事情，因为许多获得资格证的心理咨询师只会按部就班地参加资格考试，说得直接些就如同考试机器人一般。但如今心理障碍人数急剧增加，心理咨询师这种专业人士不能缺失，但需要更为规范化，适应科学本身的规律，创造出心理学领域更多的可能。

艺术治疗领域将会是这场雨后的春笋。来自香港的临床心理学家、艺术治疗专家黄晓红博士创造性地探索出叙事绘画治疗，整合了艺术治疗大量的理论知识和临床实证经验，并融入实际个案当中；为此，她在国内外进行了大量的教育培训工作，访问各国灾区，进行灾后心理援助。不管是中国的汶川大地震，还是印度尼西亚的火山爆发、海啸和地震三重灾难，她都奔赴前往，帮助了无数的心理障碍者走出心灵废墟。除了被她严谨有效、极具创新的叙事绘画治疗所折服，我更是对她如此勇敢的行为敬佩不已。

艺术治疗虽然在中国内地属于比较小众，甚至边缘化的学科；但叙事绘画治疗的开创对于传统、过时的心理治疗方法具有警醒作用，它直指心理治疗的关键——潜意识意识化。艺术咨询师通过来访者的绘画以及叙事让其潜意识意识化，也就是让心理障碍者意识到自己潜意识深处的巨大内在能量，去强化这个能量。因为太多的人，特别是有严重心理障碍的人，每天都带着固化的意识去面对自己的情绪，面对让其备受压抑、挫败的物质世界，而忽略了自己内心深处所具有的最本能、最自由的潜意识。比如，文章开头那些为考而考的心理咨询师就是在自己表面意识上屈从于社会规范，才成了考试机器人，丧失了潜意识最本真的能力。

艺术是每个人天生就具有的感知能力，绘画在某种程度上是我们潜意识的投射。我们所经历、所想以及所为形成的内心世界都投射在图画上，而来访者在绘画创作过程中是自由的，随着潜意识进行。叙事绘画治疗把绘画作为一个切入口，更为自然地使个案接受，看似天马行空，却蕴藏着心理障碍者的潜意识投射。

叙事绘画治疗弥补了艺术咨询师单纯的图画误读，如果咨询师只是通过来访者的图画就妄自判断，把自己所掌握的绘画符号预设性地硬套于个案之中，这不但帮不了来访者，而且会带来二次创伤。黄晓红博士在成都的教育培训时再三强调心理咨询师不要暴力解读来访者的图画，因为有些咨询师在刚学会图画符号时难免会出现硬套模式，导致无法深入来访者的图画背后的内心世界。

在叙事绘画治疗的过程中，艺术咨询师退居画后，成为一束光。在这束光的照射下（艺术咨询师的引导下），个案通过绘画以及自身的讲述，认识到自己内心世界中所面临的问题以及心理状况，从而更好地认识自己并解决真正的心理问题。艺术咨询师之所以退居画后，是因为在叙事绘画治疗的过程中，艺术咨询师不会用生硬的直接方式与来访者对话，在整个叙事绘画治疗的过程中，来访者才是自己真正的心理专家。

来访者在叙事绘画治疗的过程中是自己与自己对话，自己成为自己的心理问题的专家。艺术咨询师在叙事绘画治疗的过程中采用非直接的交谈方式，开放性的谈话空间，会使来访者获得安全感，从而面对自己的图画时可以像一位专家那样去解释自己绘画作品中深含的意义。黄晓红博士在成都做教育培训时，有些艺术咨询师在初学时，急于从来访者那里获得自己个体经验的答案，引导来访者往自己预设的方向发展，从而变成了机械性的心理测试所要求的标准。在叙事绘画治疗的过程中，咨询师和来访者的对话是应该自然而然的，更多的是来访者自己面对代表自己潜意识深处的图画和自我对话。艺术咨询师只是成为那束光，照亮来访者更清晰、更深入地认识自己的那束光，更为重要的是来访者自己将自己的潜意识意识化，强化自己潜意识深处的内在力量，认识自我，激发抗逆力，协助自己处理自己心理上的问题。

叙事绘画治疗是艺术和科学的结合。许多针对艺术治疗的研究者偏重于理论，忽略了临床上的实验研究；有些艺术咨询师又完全缺失艺术治疗的理论和临床经验，只是简单地通过艺术本身来引导来访者，那只是蜻蜓点水，甚至会造成来访者的二次创伤。叙事绘画治疗是一套临床心理治疗模式，具有理论性的创新，又有临床实验上的开拓；这弥补了中国心理学上的空白，是心理治疗未来发展的方向。无论中国心理学发展环境如何，我们都应该相信艺术，相信科学；并且相信，在艺术和科学的结合下，心理治疗的春天，也许不远。

张鑫彬

独立导演

跨媒体艺术家

《中外艺术》创始人

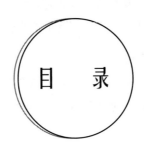

目　录

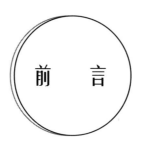

前　言

为什么研发新的临床治疗模式

　　经常有专业助人者问我：为什么研发新的临床治疗模式？每次回答这个问题，我的思绪就会一直飘，飘回 2008 年四川汶川大地震的一个重灾区：都江堰聚源中学。大地震后一个月，我到了灾区。当我在聚源中学为一群中学生用艺术治疗做团体辅导的时候，感觉就好像在"考执照"！那个下午，我带领着一个班级的学生用可以循环再用的物料"重建村子"，还带领另一个班级用绘画和叙事做团队活动，过程中十多位来自国内外的心理支持志愿者一字排开，看着我做。

　　两次活动完毕后，我得到很多欣赏和鼓励，其中一位来自唐山市的心理咨询师，更殷殷叮嘱我往后要常来灾区，长期用艺术治疗跟进那些灾后产生心理应激障碍的孩子们。看见她热泪盈眶，情绪有点激动，我关心起她来，经她一说，才恍然大悟！这位充满大爱的唐山志愿者告诉我，1976 年发生的唐山大地震距当时（2008 年）已经 30 多年，但每年到了地震纪念日前后，整个社会就自然而然地弥漫着一种低沉压抑的气氛，究其原因，正由于人们当时都处于一种负面情绪当中。她说，如果唐山大地震的时候，心理受创伤的孩子们能得到适切的心理辅导或治疗，现在社会上的负能量也可能大大减少。她希望我可以坚持下去，用艺术治疗这种比较安全的方法，陪伴小来访者进入他们的内心世界，并通过治疗历程，走出心灵的废墟。唐山志愿者一番真诚的话，一直留在我的心中（Wong, 2019）。

从四川汶川灾区回到香港，我有机会在儿童福利院为一群被迫与亲人分离的儿童及青少年服务，更深深明白了心灵创伤难以言喻，而通过绘画和对图画的叙事，却能够更安全而顺畅地进入他们的内心世界（见图1）。

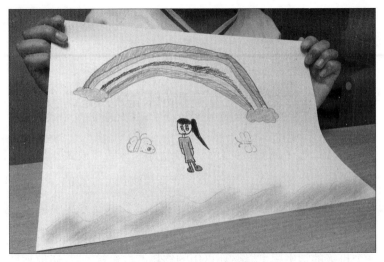

图 1　儿童创伤个案在经过咨询师的陪伴下走过"看见自己、接纳自己和发挥自己"
这三段路，最后发展出自己的抗逆能力

从 2008 年汶川大地震，到 2013 年雅安地震，再到 2017 年九寨沟地震以及 2018 年印度尼西亚的海啸、地震和火山喷发三重灾害，我都把握住了心理治疗的黄金期，有机会一尽绵力，和受灾人士同行，一路走来。

十几年来，我在中国香港及中国内地和海外的灾区、医院和儿童福利院，积累了一些临床经验。无论是心灵创伤、精神问题还是情绪困扰，我都有所涉猎。在积累各方面的临床经验之同时，我心中的一个小声音越来越大：发展一套新的治疗模式，更有效地帮助中国有需要的人群。2011—2015 年攻读博士学位期间，我逐渐把恩师迈克尔·怀特（Michael White）的叙事疗法（Narrative Therapy）和两位艺术治疗大师凯茜·玛考尔蒂（Cathy Malchiodi）及科妮莉亚·阿尔伯查（Cornelia Elbrecht）所传授给我的知识，结合我一直应用在个案身上的绘画疗法，发展出叙事绘画治疗这套心理治疗模式。在博士导师和大学里各位教授的鼎力支持下，这套心理治疗模式成了我的博士论文的一部分。博士论文最后答辩的那一天，我的论文得到答辩委员会主席、委员和各位教授的一致好评。那种艰苦努力之后获得成果的欢欣鼓舞，让我久久难以忘怀（见图2）。

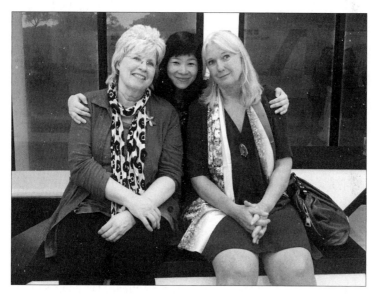

图2 从左到右分别是：凯茜·玛考尔蒂、黄晓红、科妮莉亚·阿尔伯查

记忆犹新的是，当我下定决心要开发一套崭新的临床心理治疗模式，并向我当时的博士导师——我的临床心理学恩师黛安娜·泽尔曼（Diane Zelman）提出这个大胆的想法时，她脸上那惊讶的表情："你是认真的？"

我点头，肯定地说："是的。"

原来老师不是担心我能力不够，只是心疼我会不会太辛苦。我虽然是个"以医心为生"的咨询师，每天都必须认真地面对来访者复杂的心理问题，但生活上我很简单，是个至情至性的"傻人"：大喜时大笑，大悲时大哭，不会含恨到天明，更遑论忧愁？而且我一向自以为是个不怕辛苦的人，就开玩笑地说："我什么都怕，就是不怕辛苦！"

谁知道，这工程一旦开展，哪里是辛苦？那简直是痛苦。那 4 年间，我放弃了自己多年来奉行的"疯狂地工作，更疯狂地玩乐"的格言，而长途旅行睡懒觉吃大餐泡咖啡馆看闲书做白日梦，都没我的份儿！在家里的阳台上眼巴巴目送着一架架飞机在三万尺高空扬长而去，万般无奈地让香港艺术节与电影节的夜夜笙歌与我绝缘，就连温香软玉的床枕也不敢眷恋，甘之如饴地与极速快餐做伴……那被我谑称为"地狱生涯"的 4 年，如今回想，毛骨悚然。然而，却绝对是值得的。

毕业典礼那天，我被推选为当届博士毕业生代表上台发言，其间提及与同届"战友们"那些年不足为外人道之苦，令众人捧腹大笑，其实我心知肚明——那幽默，是"黑色"的。

地狱回归，痛苦只是过程，快乐才是结果。而快乐的极致，是发现我不孤单，沿途有你同行。2018 年仲夏我在青海省为来自全国各地的大学教授和老师们授课的时候，中国社会工作领军前辈史柏年教授在开场致辞中说："叙事绘画治疗最宝贵之处，在于它是由我们中国人自己开创的，而且有自己一套严谨的教学体系。我们一定要好好学习、发扬光大，以更好地帮到社会上需要帮助的人群。"事实上，史教授也和其他中外前辈与友侪，如 Dr. Cathy Malchiodi, Cornelia Elbrecht, Dr. Diane Zelman, Dr. John Koo, Dr. Debra Kawahara, Dr. Danny Wedding, Dr. Jane Richardson, Dr. Lawrence Hou, Dr. Cecilia Chan, Elaine Hall, Lesley Leung, Aurora Luna Walss, Jeanette Chan, Dr.Josephine Landolt, Dr. Christine Wong, Dr. Jason Leung, 还有刘正奎教授、黄丽彰博士、傅春胜医生、胡冰霜教授、易松国教授、徐汉明院长、方香廷教授、陈侃教授、陈珏医生、牛小娜医生、王维新会长、王香玉秘书长、张鑫彬导演、于首涛博士、朱雁光老师、王春红、梁廷剑、田甜、叶子、郑崇英、钟琳、陈爱华、王艳梅、王超宇等，当然还有中国轻工业出版社"万千心理"的戴婕和林思语两位编辑，不遗余力地鼓励我、支持我，让我更有信心和力量，把叙事绘画治疗不断完善、研究和发展，力求不辱使命。

我的叙事疗法和艺术治疗学习之旅

2005 年，我的一位朋友跟我说："你的咨询风格让我想起怀特先生，你去澳大利亚跟他学习叙事疗法，应该很适合你。"我很好奇，就上网搜索了叙事疗法，果然马上就被怀特老师的后现代思想和"人不是问题，问题才是问题"这句名言震撼了。一知半解之下，我报了怀特老师的系统课程，由基础学起。

第一次见怀特老师，恰好是农历新年，我们还一起到唐人街看舞狮。那时候我刚去过西藏，给他带了一个藏族文化色彩很浓的小玩意儿。他像个小朋友一样充满好奇地凝视着、把玩着、欣赏着，然后给了我一个拥抱。我在澳大利亚阿德莱德学习叙事疗法时，也是怀特老师的朋友为我提供了住所。老师整个人就是那么让人如沐春风，看见每个学生都是那么笑容可掬没半点大师的架子。而这一点，从他的老朋友口中证实了：三十年如一日，都那么真诚、勤奋。

遗憾的是，恩师迈克尔·怀特英年早逝。他的离世，是这个世界的损失。老师谦谦君子的气度、平等待人的精神和精湛卓越的大师风范，都令人深深折服。而最令我叹为观止的，是他对现代人困于桎梏中的看破，并从中归纳出自己的一套心理治疗哲学观。

有幸在老师最后的岁月认识到他这样一位非凡的人物，并跟随他学习叙事疗法，是我最弥足珍贵的一段人生历程。老师凡事亲力亲为从不假手于人的习惯，加上他一副锻炼得那么坚实的躯干，都是让我在他突然去世的消息传来的时候，完全无法相信的原因。老师留给我们的，不仅是他的叙事疗法，更宝贵的，是他教我懂得如何做人，以及如何成为一名自己想成为的心理咨询师。

艺术治疗，是叙事绘画治疗当中另一个重要组成部分。我为什么会成为一名艺术治疗师？那又是另一个故事。

在澳大利亚阿德莱德上学时，我遇上了一位澳大利亚社工。在我们交谈的过程中，她突然看着我说："你的笑容很像一个人，她是来自德国的一位艺术治疗师，移居澳大利亚多年，她在墨尔本的大洋路上一处叫阿波罗湾的地方授课。我觉得你的气质挺适合学艺术治疗的……"

学完叙事疗法的一年后，我去了阿波罗湾找传说中笑容跟我很相像的澳籍德国人——她就是我的第一位艺术治疗老师科妮莉亚·阿尔伯查。

还记得第一次见面，我简直就是走过千山万水才在太平洋岸边深山中那片空灵幽秘之地与她相逢。那诚意绝不是闹着玩的！科妮莉亚高大如山，笑起来却像朵灿烂的向日葵；碧绿如翡翠一样圆圆的大眼睛，却透着母亲一样温柔的和光。低头端详着比她矮了一截的我，她伸开双臂给了我一个暖暖的拥抱。

3年的系统培训后，我又跟老师的老师海因茨（Heinz Deuser）继续深造，那4年间学到的艺术治疗、精神分析以及身心之间微妙的关联，让我终生受用。科妮莉亚老师发展的引导绘画（Guided Drawing），通过身心同时参与艺术创作来治疗创伤。说来真的很神奇，老师这种独特的疗法，不仅疗愈了我心灵的创伤，更处理了我身体的问题。我经常说科妮莉亚老师是我的一位"救命恩人"，可不是开玩笑的。

认识我的第二位艺术治疗恩师凯茜·玛考尔蒂，是我从汶川灾区归来，感到无知而无力的我，马上在互联网上搜寻合适的资源，结果让我找到了凯茜·玛考尔蒂的"创伤知情艺术治疗（Trauma-Informed Art Therapy）"。我立刻找到凯茜的邮箱地址，给她发了一封求教的信。让我惊喜的是，她回复得特别快，而且热情地邀请我在密歇根州的一个创伤治疗论坛上和她见面。还记得在那次论坛上，我是唯一的中国代表，大会为了欢迎我，专门点名让我站起来接受全场的掌声。而让我喜出望外的是还有礼物——我最爱的一本书：凯茜所著的《儿童心理创伤治疗》（*Creative Interventions with Traumatized Children*；Malchiodi, 2007）。那一次的会议，让我有了学习的方向，并且在考创伤治疗专家执照的过程中，我从不同的教授身上，学到了很宝贵的创伤治疗的方法，在我其后十多年的临床治疗中，起到了巨大的作用。

我常说，一念的转动，可以引发无数的可能性。一个学习的念头，让我找到凯茜；在她的引领下，我成为一名创伤治疗专家及培训师，有更多的力量和资源帮助创伤来访者；而最大的收获，是认识了凯茜这样一位良师益友。自从 2008 年结缘以来，她一次又一次地扶掖我这个晚辈，发挥她在艺术治疗界的影响力，助我成功举办了两届艺术治疗国际论坛——邀请了全球二十多个国家的艺术治疗师，让色彩和文化共冶一炉，分别在 2013 年深圳和 2016 年香港的舞台上纷呈丰硕成果。我们还把论坛变成一个盛会，把舞台变成 T 台，让中国内地、中国香港、中国澳门和中国台湾及美国、加拿大、德国、澳大利亚、墨西哥、英国、意大利、印度、泰国、菲律宾、马来西亚、以色列、土耳其、约旦、黎巴嫩、柬埔寨等各色佳丽，展示各自的民族服装和代表他们文化的一件物品，做到真正的多彩多姿，别开生面（见图 3，图 4）。凯茜在 2013 年走秀的时候身着《星际迷航》（Star Trek）斯波克（Spock）的戏服与神秘嘉宾奥巴马的弟弟马克（Mark Obama Ndesandjo）同台对话的一幕，至今仍然为参加者所津津乐道。

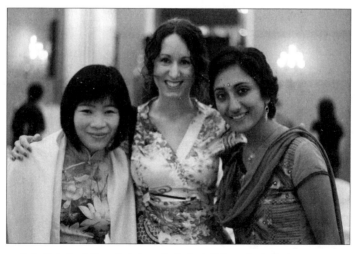

图 3　从左到右分别是：黄晓红、加拿大的劳拉·安德鲁（Laura Andrew）、印度的克鲁帕·雅韦里（Krupa Jhaveri）

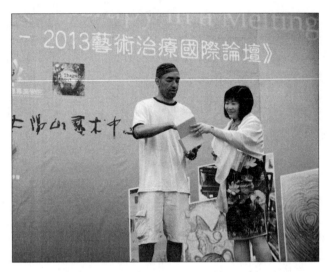

图 4　从左到右分别是：M. O. 恩德桑乔（Mark Obama Ndesandjo）、黄晓红

凯茜每次来香港，都要转三趟飞机，花 24 小时才能从她的家飞到我的家。她不仅作为主讲嘉宾参与了两届国际论坛，并且为香港的临床工作者做了三年三阶的"创伤知情艺术治疗"证书课程，教授我们一系列的艺术疗法，让我们应用到临床工作上。记得 2016 年凯茜到香港来开她的第三阶证书课程时，我无意中听到她跟一位美国朋友说到当年和我相识的故事，我一直以为是我飞到美国去拜师学艺，没想到在凯茜心目中，我和她是互相奔向对方，还边跑边叫着彼此的名字！当我在 8 年后听到恩师这样形容的时候，那种感恩和喜悦之情，难以言喻。老师送给我的每一本书，都会写上一段不同的话，在《对创伤儿童的创意干预》再版的时候，她送给我的那一本书上写的话，让我一读再读，热泪盈眶：

给最亲爱的晓红：你是我的一位特别的朋友，也是一位对人间充满悲悯的人！我为可以称你为我生命中的朋友、同事和重要精神力量而自豪，而荣幸。每次见面，我们都享受在一起的愉悦和欢笑。送上很多很多的爱。

——凯茜

凯茜的广阔视野和人文精神，为我开发叙事绘画治疗这套临床心理治疗模式提供了灵感的源泉。还记得 2016 年凯茜第三次接受我的邀请，专程由美国路易维尔辗转 24 小时来到香港，在酒店睡醒后，我问她想到哪里游玩，她说："我哪儿也不去，就上你家我们一起讨论你的叙事绘画治疗。"结果我们用了一个下午，老师带着我逐个篇章细阅并商讨，哪些要删哪些要留，哪些要特别突出，哪些要加以补充……凯茜的认真和认同，一直是我在孤独的写作过程中极大的鼓舞；她多次提到我在四川灾区、儿童福利院以及私人执业的个案经验之宝贵，还殷殷鼓励我在书中分享。恩师的厚爱，让我心中暖暖的，在写作遇上困阻的情况下，我依然元气满满、动力充沛。

本书概要

本书包含叙事绘画治疗的理论和临床应用，阐述了叙事绘画治疗的源头、核心精神、咨询师的定位、守则、基本功，以及在咨询过程中各个小节的操作。在本书中，我将一步一步地指导专业助人者将叙事绘画治疗应用于实践工作中。

本书共包含 7 个章节。第 1 章至第 3 章偏重理论的部分。在第 1 章中，我们将了解什么是叙事绘画治疗，叙事绘画治疗的核心精神和内涵，以及叙事绘画咨询师必备的基本功和各项须知。第 2 章将介绍叙事绘画治疗的理论缘起——叙事疗法以及艺术治疗的核心精神与各自的特色和应用。在第 3 章中，我将通过介绍精神分析的概念，说明绘画和叙事为何是进入一个人潜意识领域特别有效的工具，对这些概念有熟悉的理解将是有效应用叙事绘画治疗的关键。

从第 4 章开始，我们进入实践操作的部分。在第 4 章中，我将详细解释 4 种投射绘画方法，其各自的执行指南和绘画的分析。在第 5 章中，我将阐明如何做个案计划和评估，介绍 8 节治疗结构的概要，以及第 1~2 节治疗的具体操作。第 6 章将介绍如何和来访者一起就他 / 她的绘画展开治疗对话，并提供治疗的总体结构，讲解第 3~8 节治疗的具体操作。

在第 7 章中，我将通过描述一个完整的个案范例来提供一个详细的小节计划，经由具体的案例反映叙事绘画治疗的理论和操作。

除了介绍叙事绘画治疗的临床应用外，本书的编写还受到当前其他心理治疗临床需求的驱动。首先，在处理创伤事件或创伤后应激障碍方面，绘画是最佳介入方式之一，而要测试其临床应用的效度，需要对来访者的绘画进行定量和定性的研究（Kaplan, 2003; Peterson & Hardin, 1997），这在国内特别缺乏。其次，在绘画结合叙事的临床治疗范畴中，建立一套具有结构性的治疗模式是必须的。本书旨在为中国社会的助人工作者提供对于应用叙事绘画治疗的深入理解，通过一步步的指导，详细并有结构地解释当中的理论和执行技巧。

我希望本书能让咨询师对叙事绘画治疗之临床应用有更深的认识，并有效地实践于心理咨询或临床治疗上；更期望通过这套治疗模式的编制，为专业助人者在目前的治疗工具上多提供一个选择。我在本书最后列了一个读物清单，鼓励咨询师在叙事和绘画这两大领域中，从具有丰富经验的大师和专家身上获得更多的宝贵知识。此外，由于本书的焦点是叙事绘画治疗的实际应用，因此我视投射绘画的理论和解读为一套辅助工具，仅作参考用途，故并非本书的重点。我建议咨询师保持客观的态度，多参考本领域大师和专家的书籍和研究，以巩固自身对绘画、符号以及精神分析理论的知识。最后，因叙事绘画治疗在评估和治疗方面均有着实际应用的性质，在将这些指南纳入实践之前，我鼓励专业助人者参加有关培训。心理咨询师和临床心理治疗师在获得本方法的督导性培训之后，方可学会将理论和实际经验结合起来，这样才能够真正纯熟地应用这套临床心理治疗模式，真正地做到我时刻强调的"不伤害（Do no harm）"这条专业助人者必须遵守的最高原则。

由于叙事绘画治疗起源于创伤儿童的心理干预，本书介绍的方法主要是针对创伤儿童的，适合 4—12 岁的来访者。但叙事绘画治疗是一套应用广泛的疗法，自闭症青少年同样是该疗法的受益对象，另外还可应用于医院、学校、社区等服务场所。本书虽然阐述了一种专业的心理治疗方法，但在撰写时力求简明易懂、具结构性、易于操作，因此除了心理咨询师、社会工作者等专业助人者之外，创伤儿童的家长、教师等同样可以阅读使用。由于叙事绘画治疗尚在生成的初始阶段，有待进一步的发展与成熟，在此野人献曝、抛砖引玉，万望各位不吝赐教指正，让叙事绘画治疗茁壮成长，帮助更多需要帮助的人。

感恩的心

能够常常品味幸福，那是件多么幸福的事情！

是的，作为一名临床心理学家、艺术治疗师和叙事绘画治疗培训师，我是幸福的。在我被繁重的工作折腾得"五马分尸"的时候；在我"英年早睡"的愿望一再落空的时候；在我写书遇上"大脑便秘"的时候；在我碰到"十级难度"的个案的时候……这些时刻我内心流淌的幸福感，就像一股强大而且源源不绝的能量，让我孜孜不倦地坚持下去。

我的幸福感的来源之一，是学员和来访者的真心关怀。无论在中国香港、中国内地还是国外，我都被咨询师问到一个问题，"你是怎么保持如此精神奕奕的？"当他们知道我见个案的时数是每天8小时的时候，更惊讶不已。我听过最经典的反应是："一天8小时？我一天见4小时都已累得不行，你长期这样见个案，天天吸进那么多负能量，会不会对你的身心都有影响呢？"

对于同行们的关心，我感激不尽，但是对于"天天吸进负能量"，甚至把咨询师当作"心理垃圾桶"的说法，我不敢苟同。我告诉学员，从我十多年前第一天当心理咨询师开始，我从没有一刻感觉自己是个"心理垃圾桶"，更没有在心中抱怨过我的来访者把他们的负能量倒给我。相反，我对他们满怀感恩，他们的信任对我来说，就是个案工作中最大的动力。试想想，来访者需要多大的信任和勇气，才可以向素昧平生的咨询师打开心扉，并相信经过彼此的同心同行，走向更美好的未来？人同此心，心同此理，当我们可以换位思考，对来访者的感恩就会油然而生，对于有幸陪伴他们走出困境，更感光荣。

来访者的感恩，也是我幸福感的来源。作为一名"医心者"，最大的喜悦莫过于见证来访者一步步走出人生幽暗的低谷，奔向光明。我相信：当一个人开始看见自己，他才可以进一步做到接纳自己，最后发挥自己，这也是我跟来访者约定的"治疗三部曲"。走过了这三段路，当来访者的抗逆力越来越坚实，也就是我们"医心者"功成身退之时。我很同意恩师迈克尔·怀特在课上跟我们分享的自我定位："在来访者面前，我们不是专家，不是领路人，只是他们走过困境的陪伴者；来访者才是解决自己的问题的专家。"

当来访者渡过生命海，回看来时路，他们的真诚感激，他们的欢笑，他们喜悦的泪水，于我而言，意义重大。我常说，我是个喜欢"送客"的咨询师。"我在工作上最快乐的时刻，就是把笑容满面的来访者送走，并且希望从此不必在办公室再见他们。"（黄晓红，2013）记得一位把 7 岁孩子带来见我的家长，在 8 节疗程结束，我们道别的时候，她说了一句话："最神奇的是看着孩子走出咨询室，他是蹦跳着出来的！"我莞尔，心想：因为我也是个陪着他跳的小孩。当我们全然地跟来访者"在一起"，全身心投入其中，就会在彼此身上出现很神奇的和弦效应。当治疗关系进入"心灵相通"的境地，这种互信就成了疗愈的基础。

我有个很有趣的发现：当学员在我做完叙事绘画治疗现场示范之后，把细节复盘的时候，他们总会问我："是什么让你把整个过程记得那么清楚？"我说那只是因为我这个人比较"痴情"而已，当我面对一位来访者时，我的眼中、心中和脑中就只有他/她。如何做到？那需要高度地集中精神。熟悉我的人都知道，我是不吃午饭的——不是为了保持身材窈窕，而是为了保持头脑清晰。见每个来访者，我都珍而重之，要求自己以最佳状态面对他们。每天早上的大餐和晚上的盛宴，已经足够供给我一整天身体上的能量，而更重要的是，在跟来访者的互动过程中，我每天都得到满满的心灵的能量。

而在所有幸福感的来源中，身边的重要他人最让我感激不尽。父母和家人无微不至的关怀和照顾、男好友女闺蜜的鼓励和打气、每一位恩师的教诲和无私传授，都让我心中暖暖的，很受用。每天睡前和早起时我都会在冥想中对他们表示感恩，殷殷祝福——无论他们健在人间，还是享乐天堂。

时刻让幸福感在心中流淌，时刻怀着一颗感恩的心，正能量自然长伴身边。念及感恩，我的脑海中经常会出现一个画面。2013 年四川雅安地震一个月后，我继续 2008 年汶川地震的灾后心灵重建项目，带领香港专业助人团队前往灾区，之后每过 4~6 个月回去一趟，跟进个案和治疗小组，也培训和督导当地的大学研究生、医务人员和其他专业助人者，让灾后心灵重建项目得以推广及深化。还记得那一次，有一群参加我们治疗小组的小朋友，在我们做完活动送他们回临时板房居所的途中，突然唱起了一首歌。这画面多年来一直在我心中萦绕，陪我走过了无数快乐和艰苦的时刻。我把这首歌也送给你——借此奉上我的感恩之心，给正在读这本书的你！

感恩的心

陈乐融

我来自偶然　像一颗尘土

有谁看出我的脆弱

我来自何方　我情归何处

谁在下一刻呼唤我

天地虽宽　这条路却难走

我看遍这人间坎坷辛苦

我还有多少爱　我还有多少泪

要苍天知道　我不认输

感恩的心　感谢有你

伴我一生　让我有勇气做我自己

感恩的心　感谢命运

花开花落　我一样会珍惜

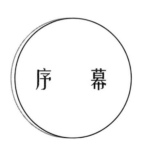

序　幕

两个直击心灵的小故事

　　她穿着纯白的夏季校服，额前的刘海盖过了眼睛，身体前倾，白皙瘦削的双臂和握拳的手合力抵着尖尖的下巴，坐在咨询室外轮候的椅子上，13 岁的她，就像一尊静止的雕像。

　　"嘿！"我笑着跟她打招呼，请她进咨询室。她往我这边转过头来，额上的刘海依然挡住了视线，她没有也不打算跟我有任何眼神接触，低下头走进房间，坐在沙发上。

　　"刚放学？"没有回应。

　　"作业多吗？"还是没反应。

　　"今天在学校有没有可以跟我分享的事情呢？"依然没反应。

　　"可以告诉我一件最近开心或不开心的事情吗？"

　　她轻轻地清了清喉咙，继续静静地坐着。

　　"要喝水吗？"

　　她摇摇头，总算给了我第一个回应。头还是那样低着，一语不发。

　　作为一名咨询师，我们都知道沟通的重要性。除了口头语言，还有身体语言，比如眼神、小动作、微表情，都是我们和来访者交流的渠道。然而，面前的她，刘海把她的"灵魂之窗"严严实实地屏蔽了；静止的坐姿和铁一般没有表情的脸以及低垂的头，都在告诉我，在跟她建立互信的治疗关系和增进安全感这最重要的第一步上，非下苦功不可。

我决定耐心等待。

为什么？因为我明白她内心的痛。

说到明白，我对2008年汶川灾区一名9岁男孩"小老师"的感恩之情，油然而生。小老师给我上的那一课，意义重大，让我时刻谨记心中。那一课，对我其后的整个职业生涯，以至日常生活，都带来了巨大的感悟和影响。

9岁男孩是他的老师转介过来的一个个案。在一对一的心理治疗中，他绘画后加以叙事，并给最亲爱的人写了一封治疗书信。结束之后，他看着自己的画，用铅笔在那锯齿一样的山脉上涂抹了一层又一层的阴影（见图5）。放下笔，他说还想给我讲个故事："有一个男孩，他把大山当成了他的好朋友。每天上学也好，放学也好，他都会经过一座又一座的大山。不用上学的日子，他更是一整天在大山里面玩乐。就这样，大山成了他的好朋友。但是，在5月12日的那一天，他家后面的那座大山，突然张开了它的嘴，把他的家吞噬了……"

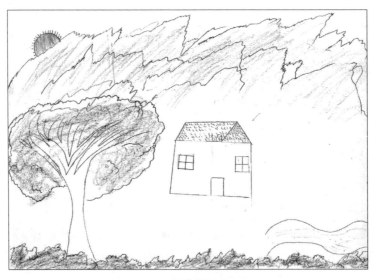

图5　9岁男孩的画

听完"小老师"这个短短几句的小故事，我头皮发麻，脑海里"叮"的一声开窍了，我一瞬间明白了很多很多事情……

没有动身到灾区去之前，我以为我能感同身受地明白灾难带给人们的恐惧，就是失去家园，甚至生离死别，或者害怕再有地震、洪水和瘟疫……殊不知，终极的恐惧，竟让我这位 9 岁的小老师一语道破！

很感激他为我带来这一当头棒喝的顿悟。带着这宝贵的一课，我来到了这家儿童福利院，我来到了这位 13 岁女孩的面前。对着她赛过冰霜的冷面和无法穿透的刘海屏障，我决定给她空间，静心守候着她。

翻阅她的档案，并从她的个案社工和上一位的临床心理学家的口中，我了解了她的背景。两年前，她忍无可忍，向对她多次性侵犯的父亲做出反抗，结果警察介入。为了她的安全，在法庭判决下她住进了儿童福利院。两年来，她一直沉默寡言，没有朋友，对自己的经历只字不提。除了在学校规定下必须把刘海夹起来，一离开校门，就没有人可以看见她的眼睛。专业助人者费尽心思，都无法让她拨开刘海，更遑论走进她的内心。

两年时间不算短，这样一个棘手的个案到了我的手上，大家都颇为期待，而我也压力不小。然而，我决心等待。

9 岁的小老师告诉我，灾难可怕，丧失了家更可怕，但最可怕的，是大山这个"好朋友"！"我那么信任你，而就在那一天，你怎么能一声不响地把我最珍贵的东西夺走？"什么是终极的恐惧？ 13 岁女孩的冷漠和刘海又在告诉我们什么？

背叛，以及背叛带来的伤害！

心灵的创伤，让她失去安全感，让她不再信任，甚至让她怀疑一切。她不断反复的试探行为，背后带着一串诘问："我本应最信赖的家人都可以这样伤害我，你一个陌生人，凭什么？ 我怎么知道你是真的值得相信，还是别有目的？ 我怎么知道我一旦相信了你，你会不会又狠狠地把我伤害？"

建立互信的治疗关系和建立安全感，是叙事绘画治疗八大转化历程中首要的两项（见第 1 章），彼此互为因果，同时进行（Wong, 2019），有了安全感和互信关系，就像为心理治疗打下了坚实的根基，其后的进程，自然事半功倍。然而，在心理创伤个案，特别是在重要关系上备受重创的个案身上，要重新建立互信关系及安全感，谈何容易？我的艺术治疗恩师凯茜·玛考尔蒂和另一位心理创伤治疗泰斗布鲁斯·佩里（Bruce Perry）一致认为，人在孩提时代是最容易受伤而且难以防守的。时至今日，我们以为时代的进步可以为孩子们带来更强大的保护，事实却是，三分之一的成年人在成长过程中都曾遭遇重大挫折，甚至创伤事件（Malchiodi, 2015）。另一位心理创伤治疗大师巴塞尔·范德考克（Bessel van der Kolk）指出，创伤经历是被储存在隐形记忆中的，而这些记忆往往充满情感，只能通过我们的感觉而不是认知所解读（van der Kolk, McFarlane et al., 1996, 2007）。很多创伤个案在经历重大挫折，尤其是人际关系上的背叛后，会通过各种不同的防御机制，把创伤潜藏，以免再度受伤。而在这种情况下，更需要专业助人者以无比的耐心和无条件接纳的态度，与来访者建立互信关系，陪伴他们一步步走出心灵的幽谷。

的确，要跟心灵备受重创的个案重新建立互信关系及安全感，很不容易。荣幸的是，我除了是一位临床心理学家，也是一名艺术治疗师。每次到福利院去，我都带着一个大皮箱，里面除了绘画工具，还有可以随时拿起来做作品或讲故事的手偶和小动物、橡皮泥、手工艺材料、玩具、治疗性游戏等。而每一次面对来访者，我都笑脸相迎——无论他们是友善的还是冷漠的。

面对 13 岁的女孩，我一如既往。而她绝大部分时间还是一样，不说话、没表情、低着头、让刘海掩盖着双眼——除了偶然的点头和摇头。我会像旁述员那样述说我的观察，也会对她少有的响应表示谢意。余下的，就是温和的微笑和意味着鼓励的点头……结果，奇迹出现了！就在我跟她开展心理治疗后的第 7 节治疗小节中（每星期一次），她突然站起来，拨开刘海看着我说："你呀！你这个人实在是太坚持了，想我画什么？说！"

我被她这个突如其来的举动吓了一跳。我说："画什么都可以，只要你喜欢……"

还记得我当时的临床督导老师凯瑟琳·思雷福尔（Katharine Threlfall）听

到我分享这个案的时候，脱口而出："这就是抱持！你知道她为什么会接纳你吗？这不是偶然的，而正是她所说的'坚持'带来的安全感和稳定感……"

来访者能够对咨询师产生信任感及安全感，在于我们的一言一行，比如信守约定、真诚可靠，还有就是稳定感。咨询师的抱持和容纳，如果足以承载来访者的不安、经受来访者的试探，并同时能够坚守治疗关系的边界，这本身就是疗愈的力量。

打从那一天开始，她画下了第一幅画，并通过那幅画展开了叙事，再一步步地有效宣泄情绪、增加自我接纳、发现内在力量、挖掘外部资源，借此带出盼望并巩固抗逆力。于叙事绘画治疗过程中，她在确定了可以跟面前的咨询师建立互信关系之后，也越来越有安全感，越来越愿意让我和她结伴同行，从痛苦的深渊走出来。通过叙事绘画治疗"三部曲"，她做到看见自己、接纳自己和发挥自己，她甚至有勇气回访她的创伤事件，并从看见自己开始，更清晰地看见别人；在接纳自己的同时，也更容易接纳别人；最后做到发挥自己，更有信心做出独立的决定、处理自己的问题。而最让我欣喜的是，她最终愿意重新面对家人，和他们重建关系。

第 1 章

什么是叙事绘画治疗

叙事绘画治疗（Narrative Drawing Intervention, NDI）也称为叙事绘画治疗法，是一套新近发展的心理治疗模式。其第一服务对象为4—12岁心灵受创伤的儿童，第二服务对象为9—18岁自闭症青少年。2015年，叙事绘画治疗诞生后，由香港专业助人者，包括心理学家、社工及心理咨询师担任研究对象，亲自学习并应用于临床个案身上。研究结果显示，94%的研究对象反馈其在临床心理治疗过程中取得令人满意的治疗进展。

荣幸的是，叙事绘画治疗的操作性和实用性受到肯定。我先后受邀于中国的北京、香港、澳门、成都、重庆、上海、广州、深圳、武汉、贵阳、西安、西宁、苏州、呼和浩特、齐齐哈尔、银川、绵阳、建水等各城市，以及澳大利亚、美国、墨西哥、新加坡等各国的论坛、政府、医院及大学演讲并提供培训课程，得到各国专业助人者的支持鼓励。其中在2015年香港自闭症研讨会上，我以"叙事绘画治疗在高功能自闭症青少年的运用"为题，与现场400多位专业助人者、自闭症人士照顾者及家长，分享如何通过叙事绘画治疗，有效帮助自闭症青少年。除了于私人执业时应用在不同类别的个案身上，我和受过叙事绘画治疗训练的同行，包括心理学家、社工、心理咨询师及各大、中、小学及幼儿园老师，也把这套心理治疗模式应用于医院、学校、社区等服务及教育场所，帮助有需要的人群。

叙事绘画治疗的核心精神

叙事绘画治疗的核心精神，就是通过绘画与叙事，让潜意识意识化，再把人和问题分开，让困扰个体的问题得以外化，继而在找出个体的内在力量、外部资源的同时，处理问题，带出盼望，并强化个体的抗逆力。个体的自我疗愈能力一旦呈现，自然可以成为解决自身问题的专家，走出困境，活出"彩虹"。

我在叙事绘画治疗中，归纳出八大转化历程：

1. **建立互信的治疗关系**。作为一名临床心理学家，我在来访者面前给自己的定位，不是任何专家和指导者，而是来访者人生的一段旅程的同行者。我时刻谨记恩师怀特的叮咛：我们的来访者才是解决自身问题的专家，作为咨询师，我们必须时刻抱着"未知（not knowing）"的态度，尊重并接纳来访者，与他们建立共鸣共振的关系（rapport building），让他们感到安全、自由、畅所欲言，不必过于顾虑日常社会约束，比如时刻保持谦恭有礼，或者处处提防、恐受伤害。所以在向专业助人者授课的时候，我总是强调：咨询师和来访者之间的互信关系一旦建立，就迈开了治疗历程的一大步。

2. **建立安全感**。有了互信的治疗关系，建立安全感就可以事半功倍。或者可以说，互信和安全感两者，互为因果，同时进行。高度合适的桌椅、熟悉的空间，都有助于降低紧张和焦虑，提升安全感，有助来访者投入治疗过程，进而与咨询师通力合作，处理问题。对于一些心灵创伤个案或严重缺乏安全感的来访者，可以让对方选择和咨询师独处或是由亲友陪同。通过这些治疗细节，可以帮助来访者逐渐消除陌生感，打开心扉。

3. **有效宣泄情绪**。绘画本身就是治疗的一部分，来访者通过自己的绘画以及对其进行叙事，从中重新发现真我，继而对个人情绪与感受的根源加以追溯，了解自己在家庭以至社会的定位，逐步做到"看见真我"。

4. **增加自我接纳**。当来访者看见真我，接下来就是接纳真我。咨询师通过治疗对话，帮助来访者整合内在经验和价值观，并将外在世界与内在自我接轨，真正做到内外一致，并在接纳真我的基础上，进一步肯定自我，提升自信心。

5. **发挥内在力量**。通过绘画和叙事，咨询师循着来访者的主导，一步步进入对方的内心世界；而来访者得到接纳、尊重与认同，自然能更自由及安全地表达自己的思想和感受。咨询师在陪伴着来访者步步探索来时路的过程中，通过叙事中寻获的独特结果（unique outcome），让对方重新发现个体的内在力量，并于日常生活中，加以发挥。

6. **挖掘外部资源**。除了重新发现并发挥内在力量，在叙事绘画治疗中，咨询师还会和来访者探索其外部资源，在遇到困境的时候，得助于家庭、朋友、同学或工作伙伴，而不是孤军作战。

7. **带出盼望**。绘画治疗的好处，在于可以让潜意识意识化；而叙事疗法精彩的地方，是可以让来访者对生活及所关注的人和事、对世界的反应与观感，通过叙事，将困扰个体的问题具体化，再将问题与个体分开。以我的恩师怀特的语言来说，就是外化（externalization）。当我在澳大利亚阿德莱德亲耳听到怀特阐释外化这个概念时，如雷贯耳。"人本身不是问题，问题才是问题（The person is not the problem. The problem is the problem）"。恩师的这句话，多年来萦绕在我心间，帮助我在与来访者同行的过程中，更容易找到他们的内在力量与外部资源，从而带出盼望。

8. **巩固抗逆能力**。当来访者在叙事绘画治疗过程中找到自己的"三宝"：内在力量、外部资源和盼望时，意味着治疗已到了最后阶段，就是巩固抗逆能力。作为一名临床心理学家，我会在最后阶段，帮助来访者建立其内在价值系统，再将之与外在价值系统——即社会上的普世价值接轨，并找出来访者在日常生活中所彰显的正向因素与个人特质，让来访者成为自己的咨询师，凭着个体的抗逆能力，面对生活中的各种困难。

什么是"把潜意识意识化"

我很认同荣格的一句名言："在你把潜意识意识化之前，它会主导你的生命，而你就会称它为命运。（Until you make the unconscious conscious, it will direct your life and you will call it fate.）"我常笑称"把潜意识意识化"的这部分，就是恩师怀特"把问题外化"这一步的前传，我们先通过一幅画去了解来访者的潜意识，继而可以更好地让个体把问题和自己分开，再进一步处理问题。

在课堂上，我总会用一位 11 岁少年的绘画和叙事，去演示"把潜意识意识化"这句玄妙的话。

看到露露这幅画（见图 1-1），我心中为之一震。首先是他的用色，整盒彩色蜡笔就在他的面前，为什么其他颜色都不挑，独选黑色？露露全幅画选用黑色，画中那涂黑了的屋顶，与天上的乌云、纷飞的雨点，如出一辙。"危房"两个字，开宗明义地告诉我们，露露心中充满恐惧。与图画左上角那段图解"天下起了大雨，刚地震过后，他们在帐篷中躲雨"结合起来，则让我们了解到，露露这个男孩，正在努力地向我们表达他内心的感受和想法。

图画右下角的"庇护所"，说它是帐篷，却长满了草，倒像个小山丘。里面是一张床，床上站着两个人，满脸都是泪。

仔细留意露露的"家"中，本来画了桌椅，却都擦掉了。在此提醒各位，越是刻意擦去的部分，越值得我们关注，因为其中投射的潜意识，往往显示了来访者矛盾的情绪与感受。

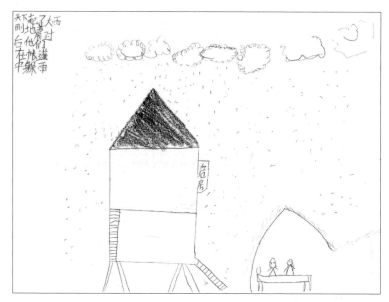

图 1-1 "我的家"

画完图画展开叙事的时候，露露通过这幅"我的家"，给我说了个故事。他说画里的两个小孩，是双胞胎。地震时父母都被压死在瓦砾堆中，孩子成了孤儿。他们的房子因为是用木条架构出来的，地震时都成了危房。天正下着大雨，家里不安全，双胞胎逃到家旁边的草房去，哭得很凄凉。而不幸的是，阴雨连绵，草屋漏水，两个孤苦伶仃的孩子，哭得更悲伤。

故事说得悲切哀恸，听者都为之动容，露露却告诉我，他的家园虽然没了，幸好父母都无恙，而这幅画，其实是他在地震后一个月来几乎每个晚上都做的一个梦！进入露露的内心世界，可以明白，这男孩正受着创伤后情绪失调的困扰。

我们说过，梦是个人才可以看得见的画；而画，正是每个人也看得见的梦。

通过露露的画，我们看见了他的梦；而在这个画出来的梦中，我们看见了男孩内心深处真正的恐惧。

2008 年汶川大地震、2013 年雅安地震以及 2018 年印度尼西亚的海啸、地震与火山爆发三重灾难现场，让我亲身体会到生命的无常与不可控。露露小小年纪经历那么大的重创，顷刻间失去家园的惊恐，再加上防不胜防的余震，纷至沓来的洪水、塌方，甚至瘟疫……而当中最难以接受的，是分分钟会痛失唇齿相依的父母！（见图1-2，图1-3）

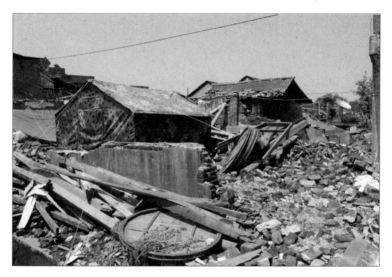

图 1-2　2008 年 5 月 12 日四川汶川地震中倒塌的民房

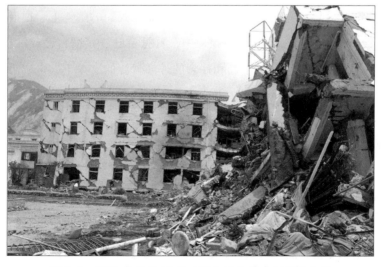

图 1-3　2008 年 5 月 12 日四川汶川地震中倒塌的大楼

感谢上天赋予我们人类绘画的能力，让我们可以更容易进入自己和别人的潜意识，解开缠绕的心结。进而在叙事的过程中，通过咨询师和来访者的治疗对话，把潜意识意识化。

得到了理解和支持，露露在讲完画和梦之后，主动跟我分享了地震中的经历。他告诉我，地震时他正在上课，突然地摇得很凶，老师一声令下，同学们拼命地跑。他说自己害怕极了，什么也不知道，只知道必须一直跑……

到后来才知道发生了地震，面对满目疮痍，露露说他"内心很恐惧"。虽然一个多月过去了，他头脑还是"昏昏的"，心里很不踏实。

刚才提到画中被擦掉的部分，也是值得我们留意的部分。果然，露露说，地震过后，他家"幸存"下来的生活用具，都被搬了出来，一家人就在草房里过日子。露露幽幽地说："这真是很难过的日子呢！"

治疗结束后，露露说："难过的日子还是会过去的，只要我和爸爸妈妈都在，我们一家就有力量。我希望明天可以过上好日子。我一定要坚强，要开心，不能自暴自弃，这样才能建起坚固的新房子。"

问露露对自己的信心，他迟疑了一下，说："尽自己的力量吧。"

作为一名医心者，最欣慰的，莫过于见证着露露通过绘画，加上叙事，最终可以一步步地走进自己的内心世界，继而在我们的陪伴下，把潜意识中的恐惧意识化，并于心理治疗的旅途中，看见自己、接纳自己、发挥自己，建立抗逆力，同时在家庭、学校和社会的外部资源的支撑下，走出恐惧，迈向希望。露露尽力而为的态度，更让我欣赏和欣慰，因为他看见了自己内在真正的恐惧，并接纳了这个依然需要时间去重拾信心的自己，那才是最真实的。而只有真实面对自己、面对世界，才有力量发挥自己，并建立抗逆能力，迎接未来的挑战。这样的心态比当时响遍灾区那些"忘记过去，放眼未来"的口号式自我激励法，有智慧多了。

小小的心灵，在饱经重创之后，还需要一段时间去慢慢复原。但愿露露读到自己的治疗信，能一天天开心起来，拨开阴霾，重新沐浴在阳光下。

写给自己的信

在那一刻，我感到很可怕。

记得那一天是 2008 年 5 月 12 日，时间是下午 2 点 28 分。我感到我的桌椅在摇晃，老师着急地说："地震了，快跑啊！"我急忙跑出教室，那时我感到我的双腿好像已经离地一样，心中很害怕。老师继续叫我们往前快跑。

我们一起往前跑，跑到了操场，看见我们的教学楼在一摇一摇的，就要倒下来，那时候我开始担心我的父母。我的心在不停地跳动。我心惊胆战，还听到老师说："这是特大地震啊！"我更吓得发抖。过了一会儿，我的妈妈来接我，我很高兴终于见到了我妈！看见她，我好像看到了希望。那一刻的我，感到无比快乐。

露露

2008 年 6 月 23 日

个案概念化过程

在来访者心中画一幅画

"点 + 线 = 面"

在叙事绘画治疗实习课程及督导课程中，学员们最津津乐道的，就是在学习如何"在来访者心中画一幅画"的过程中的神奇感受。

我经常说，绘画理论中的"点 + 线 = 面"，在叙事绘画治疗中恰恰派上了用场，而且形象地表达出了整套治疗工具中最主要的概念化及治疗过程。

叙事绘画治疗的精髓，就是结合了精神分析中"把潜意识意识化"和叙事疗法中"把人和事分开，并加以外化；让人最后可以活出真我，重写自己的生命故事"。如何把这两大核心价值彰显在整个治疗之中？用叙事绘画治疗的语言说，就是咨访双方合力在来访者的心中画一幅画，而关键在于，不仅咨询师能看到它，更重要的是来访者自己也能够把这幅图画看得一清二楚。

一幅画是由点开始，用线联结起来，就变成了面。叙事绘画治疗中的点，就是由来访者手上的画，口里的话和身体语言组合而成的。叙事绘画咨询师通过治疗关系的建立、细致的观察、敏锐的反应和丝丝入扣的跟进问话，就让来访者的内心世界，犹如一幅图画立现眼前。

三话 / 画并用

咨询师如何能够在来访者心中画画，并彼此可见？当中包括三大途径：

1. **来访者手绘的图画**。一幅图画胜过千言万语，通过绘画，潜意识跃然纸上，人人皆然。每位来访者的每一笔每一划，都是一个投射着内心世界的符号，明白了这些符号背后的意义，咨询师就有了坐标，更容易在来访者浩如烟海的数据库中准确定位，找到来访者的核心问题。然而，必须留意的是，来访者的画，只是咨询师和来访者携手同行的路上的一张地图而已，并不等同于地域。画中的符号只作参考和辅助之用，必须从来访者口中的叙事中得到证据，方可坐实。

2. **来访者口中的话**。有了一幅画作为地图，咨询师就有了坐标和方向，但还必须加上来访者口中的关键词，以及咨询师的敏锐反应和及时的跟进问话，才有可能在来访者对图画开展的叙事当中，找到纵横交错、星罗棋布的点，然后用线把它们有机地联结起来，再变成面，最终才有可能成为画在来访者心中，而又彼此清晰可见的一幅画。

3. **身体语言**。上课的时候，我经常会问学员一个问题："如何进入一个人的潜意识？"答案五花八门：从他／她说话的内容、衣着、行事作风……当然更多人会同意弗洛伊德的说法："研究你的梦。"而我相信，进入一个人的潜意识，可以由更细致更直观的事物开始。

还记得我在临床督导的过程中，一位准心理学家问了我一个问题："作为一名临床心理学家，我们对来访者的心理干预是从何时开始的？"对于这位很快就要成为专业助人者的学员，我决定不马上给她答案，我笑着问她："那你认为呢？"她回答说："我们是心理学家嘛，应该就是跟来访者在咨询室坐下来谈话那一刻开始进行干预吧？"我说："错！"

作为一个导师、督导和心理学家，我极少用上"错"这个重量级的否定词，而在这个问题上，我却毫不犹豫，也没有灰色地带可言。为什么那么肯定？答案就是：谈话只是干预的其中一部分，如果我们忽略了在和来访者对话之前的交流沟通，可能会因此错失很多重要的讯息。

假如你跟来访者的第一次交流，是由一通电话开始，那么除了说话的内容，还有他 / 她的语气、语速、语调，以及其背后所带出的情绪、感受和思维及行事方式，都很值得我们留意观察，而这个观察过程，已经是干预的一部分。

当来访者出现在你的眼前，可以观察的细节就更丰富，比如他 / 她当天的穿着打扮、精神状态、对你的态度——是直面你还是回避你的目光？是微笑还是漠然？是开心？愤怒？振奋？一举一动，甚至一个眼神一个微表情，都透露着一个人的内心世界（见图 1-4，图 1-5）。

当来访者坐下来，聊到某些人和事，或是在作画过程中以及对图画叙事时，一颦一笑，一下皱眉，一声叹息，都是很重要的时刻——而这些时刻，稍纵即逝，假如我们没有好好把握，可能就会白白错失。所以身体语言的重要性，绝不亚于语言本身。

要在来访者心中画一幅画，就是凭着"三话 / 画"——手上的画、口中的话，以及身体所呈现的"语言"，去找出一个又一个的点，再用线把它们连起来，变成面；而"面"就是我们看得到的一幅"心理画"。

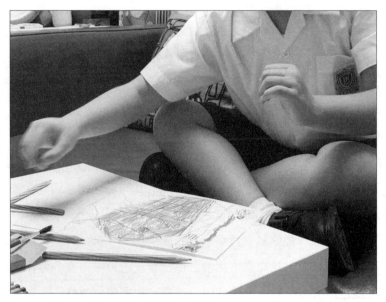

图1-4 关注来访者的一举一动

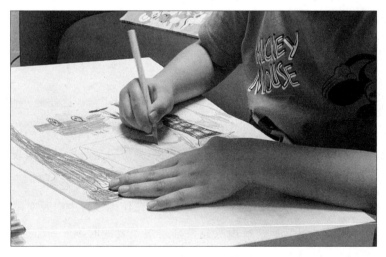

图1-5 关注来访者的肢体语言

当我们和来访者确定好治疗目标，首先会邀请他/她画一幅相关主题的画，再通过这幅画开展一连串的治疗对话（therapeutic conversations），而对话的过程，也就是咨询师和来访者一同找出"点"的历程。

找出纵横交错的点

找出问题的点，就是叙事疗法中的"解构问题"。来访者人生中的点，纵横交错，必须小心谨慎地探索，咨询师方可和来访者步步前行，明白问题的影响，了解问题的来源。

问题的横向，就是它在生活中各个方面的表现和影响。比如一个对生活充满失望的来访者，他的这种失望，在家庭、婚恋、亲子、工作或学习各方面，是如何表现出来的，又是如何造成影响的？

问题的纵向，就是此时此刻的呈现，回溯过往，是否有类同的情况出现？比如一个有焦虑情绪的来访者，她的大学时期、青少年期，以至孩提时期，是不是也有过这种情绪，当中有没有一定的模式？当我们和来访者建立了互信关系之后，在安全而自由的前提下，一步步往他/她的心灵深处探索，通过这些星罗棋布的点，就可以解构困扰来访者的问题，并找到他/她的核心需要（core need）。

核心需要与"叙事绘画治疗三部曲"

我们知道，一个核心需要包含着两个互相牵动、互相影响的元素：基本渴求（basic desire）和基本恐惧（basic fear），它们就像一个硬币的两面——由核心需要衍生出来的两个方面，不断地互动和挣扎。

核心需要、基本渴求和基本恐惧之间的关系看似复杂，其实只需要用一个简单的例子解说，就会清清楚楚。比如，素素是一个在情路上伤痕累累的女子，一直"寻寻觅觅，冷冷清清，凄凄惨惨戚戚"，每一次恋爱，都满怀期盼，每一次失恋，都撕心裂肺，结果无论是沉溺在痴恋之中，还是沉沦于分手的痛苦深渊，都影响着她生活中的各个方面。作为一名叙事绘画咨询师，我们先要找出问题所呈现的影响，也就是横向的"点"；然后要从此时此刻的困境，纵向地找出问题的来源。

在素素的个案中，我们发现她目前跟伴侣之间出现的问题，在她之前几段亲密关系，包括走出校园投身社会工作之后、大学期间以至高中一年级的恋爱，都有共通之处——一开始在对象身上，都会找到一些让她仰慕倾心的特质，并为之痴痴神往，感到甜蜜幸福。然而，随着时间的推移，素素渐渐发现对方的很多缺点，和自己心目中的白马王子相去甚远，一次又一次的失落、失望、失恋，让素素一颗渴求真爱的脆弱之心，碎了又碎。

从一段又一段的恋情中，咨询师和素素找出了不同时期所呈现的"爱情模式"，纵横的点一个个跃然眼前，最后在孩提时期找到素素和爸爸妈妈的情感交流和互动，了解到她一直在寻找的，原来是爸爸的身影！

素素满目憧憬地说到小时候爸爸是如何爱她的，那种坐在爸爸大腿上的娇宠，让她感受到安全和幸福。她又说到爸爸是如何爱妈妈的，一幕场景让她永世难忘：爸爸在大冬天牵着妈妈的手回到家，第一件事就是为妈妈抖去她身上的雪，为她脱去外衣，让她赶快进暖和的屋里去。素素说，爸爸那温柔的眼神，让她完完全全地感受到，这就是真正的爱情！

通过素素的叙事，咨询师一步步和她携手进入了她的内心世界，看到了她的核心需要：她一直追求的，就是像爸爸对妈妈那样的爱！而在这核心需要的两边不断互动和挣扎的，就是她的基本渴求和基本恐惧——渴求得到这种"人间美眷"，同时害怕失去那本来就难以企及的爱。

在广泛的心理治疗常用语言中，以上所述，就是个案概念化（case conceptualization）的过程之一；在叙事疗法中，这就是把来访者的问题故事（problem-saturated story）加以解构的过程；而在叙事绘画治疗中，这就是在来访者心中画一幅画的重要一步：从横向和纵向把"点"一一找出来，看清问题在来访者生活各个方面的呈现及影响，并往内心深处寻溯，找出问题的模式和根源。

完成了这重要的一步——通过绘画和叙事"把潜意识意识化"之后，我们就可以用线把点连起来，这就是在一般的心理干预中，测评之后的治疗部分，也是叙事疗法中的重构（reconstruction）过程；而在叙事绘画治疗中，这就是"点＋线＝面"的结果：咨询师和来访者共同"画"出来的一幅画——它画在来访者的心中，但无论在一对一的心理治疗、现场心理干预示范，还是团体辅导中，参与者都能够共同见证这幅画。

在这幅"心理画"中，来访者看见了真实的自己。而当他／她看见自己时，也更容易看见别人；进一步做到接纳自己、接纳别人，最终做到发挥自己，活出自己喜欢的模样。（关于"看见自己、接纳自己、发挥自己"这"叙事绘画治疗三部曲"的运用，可以在本书第 7 章的治疗案例中得到更详细的了解。）

铁三角

在叙事绘画治疗中，个案概念化包括前述的各项：

（1）把潜意识意识化。

（2）把事和人分开，并加以外化。

（3）找出纵横交错的点。

（4）"点 ＋ 线 ＝ 面"——用线把点联结起来，变成面，就是"在来访者心中画一幅画"。

（5）通过三话／画——来访者手绘的图画、口中的话以及其身体呈现的话／画，构成一幅来访者和咨询师彼此清晰可见的图画。

（6）在横向的点，呈现出问题对来访者生活各个方面的影响；在纵向的点，探索问题在来访者生命历程中的模式与源头，最终追溯其核心需要以及不断互动或挣扎的基本渴求和基本恐惧。

（7）把横向和纵向的点联结成面，也就是一幅有目共睹的图画，而当来访者看见了这幅画，也就开始看见自己。

（8）由此出发，来访者在咨询师的陪伴下，走上"看见自己、接纳自己、发挥自己"的三段路。

（9）来访者最终建立抗逆能力，在未来的人生中活出真我，重写自己的生命故事。

除此以外，要做到个案概念化，还要把握我在叙事绘画治疗的课堂上经常强调的"铁三角"——来访者的情绪、行为和认知。当咨询师在与来访者会晤及互动的过程中，能够好好把握这个铁三角，自然能够对他／她有更立体的了解。

"铁三角"的重要性，显而易见，但如何得以发现，并加以概念化，继而订立适切的治疗目标和计划呢？来访者的基本资料，主诉（包括其求助的问题、如对个人及困扰自己问题的看法等的个人观点、对咨询的期望等），问题的形成、演化和发展以及曾尝试的解决方法和结果，问题对来访者造成的影响和好处，促成其求助的原因和引发点，问题的相关因素（如性别、年龄、出生排行、生理因素、情感因素、人格因素、认知因素、行为因素、人际因素及环境因素等），来访者的心理、精神、社会、职业等各项功能的评估，是否就医或服药等，都是个案概念化的重要内容。而这些建构着整个个案干预策略的基石，假如没有"铁三角"的支撑，要对来访者的心理动力加以洞察及了解，进而制订治疗计划，谈何容易？

我在叙事绘画治疗的课堂上，常跟学员分享：困扰来访者的问题，说出来的语言或写出来的文字，都是平面的，比如"我很焦虑"或"我总是开心不起来"这两句自述，都是平面的，但假如咨询师可以和来访者一起探索，例如："你说自己很焦虑，可以告诉我一个例子吗？"有了例子，就好像把一个平面的概念，倏尔建构成了三维空间，而这个空间，正是通往来访者内心世界的大门。

"铁三角"在来访者述说某个事例的过程中，举足轻重。叙事一展开，时间、人物、地点、事件纷呈，而咨询师在了解整个叙事的过程中，自然而然地会触及来访者的情绪、认知和行为——三者之间的微妙互动关系，正是最值得咨询师好好观察并予以掌握的重要讯息。举一个例子：当素素认为"男朋友没有每天给她打电话就是不够爱她"的时候，她同时出现的情绪是"伤心难过"，而她的相应行为是"对男朋友忽冷忽热"。这个"铁三角"告诉我们，素素和男友的亲密关系出现问题，在认知、情绪和行为上是如此环环相扣、彼此互动，接下来随着素素的叙事，其自我观点、问题相关的历史和情景、人际形态、环境因素、人格动力等维度（贺孝铭，1999）一一展开。立体化的问题，使来访者更容易在咨询师的陪伴下，找出生命中不同方面和历程中的点，在其心中画出一幅人人可见的图画。画既完成，个案概念化过程也随之顺利进入治疗的阶段。

叙事绘画咨询师必备的基本功

六大要诀

在我的临床经验中，常常发现一些象征符号在不同的来访者身上有不同的解读，绝不可以一概而论。不少心理学家都指出，采取个案研究的取向（idiographic approach）比对号入座式的解读更为客观及有效。我在给心理学界与社会工作界同侪授课时，也不断强调我总结的析画须知。

不做预设

不要抱着一种傲慢的心态，自以为凭着一幅画便可以全然读懂一个人的内心世界，因而掉以轻心，不做全面的评估（例如面谈、观察、量表测验等）。曾经有位来上课的同行告诉我们有关她的一次匪夷所思的经历，她说在某个工作坊上，她的导师经过她身边的时候，瞟瞟她的画再看看她的脸，然后说："你的画画成这个样子，你的人也快要倒下了！"这位学员很生气，即使这位老师只是在表达他的幽默感，跟她开玩笑，但这其中可能造成的巨大伤害，可真是开不得玩笑的。要做到不做预设，就要把"倒空自己"这门基本功，坚持每天实践，方才可以平等地面对来访者，减少评判。

不为炫耀

有些学习了投射绘画测试的人士，可能在分析别人的画的过程中得到欣赏和认同，就会得意忘形，滔滔不绝地把绘画中投射出来的象征意义加上自己的看法，俨如相士看相一样，向作画者指点迷津！这种不负责任的做法，一定不可助长，否则同样会造成极大的伤害。

不要硬套

投射绘画测试的确为咨询师带来很多画中的可能讯息，但在临床应用中，我只把它当作一套辅助工具，所有符号的解释也只作参考，一切以来访者的叙事为准。符号的象征意义仅作为假设的起点，必须和来访者展开治疗对话，并从中得到佐证，方可作为一个讨论的基点，加以探讨，一步步让来访者看见自己，以致进一步接纳自己，最终可望发挥自己，并建立抗逆能力。

人画合一

玛考尔蒂和很多咨询师都认为，绘画可以作为我们理解来访者的思想、情感、幻想、冲突、焦虑以及他们对世界的认知和反应的一项强而有力的工具，然而，她也强调从现象学的角度看待图画，因为画中往往反映出许多不同的因素和影响（Malchiodi, 1998）。只有不受绘画在治疗过程中仅仅作为诊断作用与单一象征意义的束缚，一幅图画才可以为我们咨询师带来灵感，同时为来访者启发创意，真正起到治疗的作用。因此，我经常在叙事绘画治疗的课堂上，不厌其烦地反复强调人画合一的重要性。只有亲身面对来访者，才能在订立治疗目标的前提下请对方绘画，再开展治疗对话，致力达到治疗效果。

要做到这一点，其实一点儿也不容易，尤其在中国社会，当身边的朋友知道我在研究这样一套心理测评方法，都会直接把图画传给我或者拿到我的面前来，请我解读，而每一次我都婉拒了。不是吝啬，也不是故弄玄虚，只为了作为一名临床心理学家的金科玉律，就是不伤害。我在上课时半开玩笑地说过，"在作画者不在现场而我们对他／她的背景一无所知的情况下去分析对方的画，那等于缺席审判，对作画者很不公平，更可能带来伤害。"所以我们只会在封闭空间的教学过程中分析学员带到课堂的功课，而且在得到作画者的知情同意下才会这样做。这一点是我在叙事绘画治疗培训中特别重视的。让我欣慰的是学员们都谨记了"不伤害"这句话，并奉为金科玉律。作为一名叙事绘画治疗培训师，能在职业道德上得到认同，我很快乐。

一字千金

如前所述，叙事绘画治疗只视绘画心理测试为一套辅助工具，让咨询师更容易掌握来访者的心理状态，并在个案概念化的过程中起到辅助的作用，而不是在治疗过程中把画中符号的象征意义告知来访者。在此重申一次：不讲符号并不是什么保持神秘，更不是吝于分享，而是这种对号入座的解读非但对治疗毫无好处，更可能在讲到符号背后的某些负面意义的时候，徒添来访者的担忧、焦虑和不安，并可能造成伤害。

作为一名叙事绘画咨询师，除了耳聪目明，心更重要，即在整个咨询过程中，来访者永远是那个时段的第一位。作为咨询师，我们有义务让来访者感到被尊重、被重视。不会高高在上，不会心不在焉，更不会牵涉画中符号的解读，而是通过跟来访者展开治疗对话，跟随着对方的步伐和语言，在自由而安全的环境下，一步步走进他／她的内心世界。所以一字千金的意思，就是对符号完全不做解读，以保障来访者的安全和咨询师的专业态度。

心细如尘

我在课堂上经常会做叙事绘画治疗的现场示范，让学员更清晰直观地了解这套心理治疗模式的临床应用。除了每次必须反复说明"明星"（模拟来访者）的权利和在座学员的义务以外，现场的所有人都见证了导师在用这个治疗模式的过程。曾经有位来上叙事绘画治疗督导课的大学教授形容，作为一名叙事绘画咨询师，就好像一位外科医生，区别在于前者医心，后者医身；

而咨询师应用叙事绘画治疗，就类似于医生为病人动手术，必须全身心投入才可以得心应手。为什么这么说？原因很简单：叙事绘画咨询师必须"一眼关七"——既观察来访者的肢体语言，包括一个微表情、一个小动作、一个稍纵即逝的眼神，还有他/她作画时的速度、笔触、力度等。除了眼要利，还要练就一对顺风耳，"耳听八方"——他/她的一声叹息、一句自言自语、一下不满的嘀咕、一段轻快的口哨、一阙搞笑的歌曲……胜过千言万语。

我是个很顽皮的培训师，当学员们在实习课上高兴地跟我打招呼时，我会捉弄他们："怎么还会见到你呢？看来你们大家都跟我一样都是傻瓜！"我解释：运用叙事绘画治疗这套临床模式其实是挺辛苦的，因为我们同时要用心、眼、脑、耳，一刻的走神也不行，整个治疗过程都很费心费神费力。而且很多心理咨询师告诉我，要得到来访者的信任，并不容易，所以除了有心，还必须牢记带着脑袋进咨询室。在面谈、观察和图画的分享过程中，我们必须不断地把从来访者身上采集的信息点用线串联起来，再变成面，在来访者心中绘画，让他/她内心世界的整幅图画呈现在眼前，这就是个案概念化的过程，也就是把来访者的画和话巧妙地统一并融合起来，以找出其内在力量、外部资源和盼望。

我解释完这一段，学生们都笑了，也都明白了什么是"心细如尘"。我笑大家傻，是因为用这套工具坦白说是辛苦的，也是很忙碌的，但好消息是：当一名咨询师每天都这样去磨炼自己，那就能练成一项千金不换的心理治疗能力！结果，为了努力练成"一眼关七""耳听八方"并且"心脑胆"兼备（我会在下面详细剖析作为叙事绘画咨询师兼备"心脑胆"和在来访者心中绘画之重要性），我和前来接受叙事绘画治疗训练的大学教授、心理学家、心理咨询师和社会工作者，都甘之如饴地一起把苦吃下去。

三项修炼

在课堂上，我经常会遇上一些非常有趣并且极具挑战性的问题。其中有一次，在四川成都的一堂督导课上，一位学员在听完同学的报告以后，若有所思地问："黄老师，怎样才能成为一名好的心理咨询师？"此话一出，当场引起了小骚动，有的学员笑了，有的学员皱起眉头，有的议论起来，更多的学员爱莫能助地看着我。面对这些心疼的眼神，我是感动的。授课十多年来，能得到同行们的认可和鼓舞，固然感恩；而更感动的是学员对我的关怀。当我偶尔经历咽喉不适，或者感冒咳嗽之类的小毛病时，得到大家的殷殷问候，还有一包润喉糖、一盘水果或一杯热茶，都让我心中暖暖的特别受用。

那一刻，一位学员发声了："你问这么大一个问题……你就不要为难我们黄老师了嘛！"其他同学都插嘴附和："对啊对啊！"我看着大家的反应，感觉可爱极了，我也忍俊不禁笑了起来。止住了笑，我真诚地感谢了大家的解围，而我更感谢问这个问题的同学，因为这是一个每位咨询师都必须问自己的问题："怎么样成为一名称职的咨询师？"

对于这个严肃的问题，我从十多年的临床经验中总结出三个字："心脑胆"。

我相信作为一位咨询师，心脑胆三个条件缺一不可，而且排序必须是心在前，接着是脑，最后才是胆。

要学好"医心"的基本功，要由拥有一颗善良的心开始。"工欲善其事，必先磨其心。"在上一代的医生办公室或诊所里，总可看到"仁心仁术"这样的牌匾，仔细想想，不无道理。一代名医，没有心只有术的话，何来有仁？医生医身，咨询师医心，同样必须从心出发。

这里说的心，除了善良，还必须正直。本着以来访者的福祉为至上的心，我们才能抗拒名利的诱惑，不昧良心。尊重与谦虚，同样是一名咨询师磨炼其心的重要一环。有了尊重和谦虚的态度，我们才能真正做到放下"专家"的身段，与来访者并肩同行。

最后，也是最重要的，就是初心。时刻谨记当初自己立志成为一名咨询师的根由，真实面对自己，经常诘问自己："你愿意吗？"当我们初心不变，内心那团"医心"之火才可持续地燃烧下去。正因甘之如饴，心中的原动力自然源源不绝。

心在前，接着就是脑。一名咨询师，只有心，没有脑，就等于一名医生只有仁心，没有仁术，同样帮不了人。这里说的脑，不是说一个人的天分或聪明才智，而是对临床心理治疗知识的高度掌握和娴熟应用。我经常跟学员们分享一句话：当一名咨询师（包括心理学家、心理咨询师、社会工作者），也就意味着走上一条终身学习之路，永远没有足够的那一天。而我鼓励每一位同行，都必须具备一个包罗万象的工具箱，因为不同的来访者和团体，都有不同的需求。我甚至泼他们冷水：不要一认同了某一套心理治疗模式，便埋头埋脑地沉迷其中，或忽视或排斥其他的治疗模式。须知道，每一套工具都有它精彩的地方，也必有其值得学习之处，故步自封的话，不仅在个人能力上无所长进，更大的隐忧，是难以帮到来访者，甚至因为自己的一孔之见，让前来寻求帮助的人，备受伤害。而还有最重要的一点，就是世上没有一套心理治疗模式可以放诸四海而皆准，都有其限制。我们明白了这一点，自然可以时刻带着一颗清醒的脑袋和一颗纯粹的心，想尽方法应用不同的工具，为我们的来访者提供最适切的服务。

有心有脑，如果没有胆，也发挥不了作为一名咨询师的功能。近年我有很多机会在内地培训专业助人者，我有个很意外的发现：为数不少的心理咨询师和社会工作者，学了很多不同流派的治疗模式和工具，却没有实践在个案和团体工作上，究其原因，是"不敢用"。我不断强调，专业助人者必须把"不伤害"奉为第一天条，但矛盾在于：因为怕伤害，所以不能做到学以致用，那学习的意义何在？而不敢用就是对服务对象负责任的表现吗？"不伤害"和"不敢用"似乎成了临床上的一大矛盾，当学员在实习课和督导小组上被问到这个问题的时候，都会认真地陷入深思，考虑良久。而我自己，也遇到过同样的难题。

2008年四川汶川大地震之后一个多月，我幸运地把握了灾后心理治疗的黄金期，到了灾区为受灾朋友们提供服务，回来之后，我有短期的情绪困扰，其中一个原因，是我深深地感受到"无知"带来的无力感。灾区服务的密度和浓度，非日常工作可以比拟，面对失去家园甚至家庭的个案，对咨询师所必须具备的创伤治疗知识和技能的要求也很高。作为一名心理咨询师，当时的我发现自己的创伤治疗知识和技能，远远不够。

发现了自己的不足，如果因此裹足不前，那是退缩的表现，对个人的职业发展和服务对象的福祉，都有影响。"知耻近乎勇"，了解到自己的缺失，继而就要坐言起行，找对的人和对的工具，增加自身的知识，继而大胆假设，小心求证，这才是一名咨询师应有的求知态度。

胆，在一个咨询师的职业生涯中，非常重要。但如前所言，胆必须在有心、有脑的前提下，才能发挥正面积极的功能。在临床心理学界、心理咨询界和社会工作界，有"不敢做"的助人者，但更多的是太冒进、太大胆的从业人员。在学艺未精的情况下，把个案当作实验品并且在打开来访者的伤口之后没有能力包扎的案例，时有听闻，这些做法令人发指，必须受到谴责。所以我们不能在职业生涯中因为缺胆而停滞不前，更不该为了急进而让服务对象受到任何伤害。我常被学员问："那怎么办？"唯一的办法，就是在大胆尝试的过程中，不断学习、不断进步，而由始至终，对服务对象抱有一颗谦虚而尊重的心，以人为本，时刻让"不伤害"三个字凌驾于所有价值之上，那才是最理想的用"胆"方法。

要成为一名称职的咨询师，心脑胆缺一不可，而且必须持之以恒，天天磨炼。而当你渐入佳境，得心应手的时候，你会热爱你的工作。我经常跟朋友们说："我很感恩上天派我做这份工作。人家主动上门花那么多钱来跟你说秘密，说完了还那么真心地感谢你！这样的工作，上哪儿找去？所以我真的超级爱我的工作！"最近一次在饭局上，我的朋友精神科医生曾繁光也说了一番类似的话，人同此心，心同此理，坚持下去，就有成果。叶问说过："念念不忘，必有回响。"愿与同道们共勉之。

第 2 章

叙事绘画治疗的理论缘起

叙事疗法：叙事绘画治疗中举足轻重的角色

叙事绘画治疗是将叙事疗法和艺术治疗进行有机融合的临床心理治疗模式，而叙事疗法在叙事绘画治疗中，扮演着举足轻重的角色。

第一天上叙事治疗大师迈克尔·怀特的课的尴尬经历，让我记忆犹新。

我当时问了他一个问题："迈克尔，请问你是如何给来访者做诊断的？"

"我不诊断。"

我惊愕地看着他。天啊！老师平常那和煦阳光一样的笑容哪里去了？为什么突然没表情了？我的脸唰地一下就红了。

"我从不诊断我的来访者。"

老师又重复了一遍，语气变轻柔了，脸上的笑容也回来了。而接下来他讲的一段话，就是我人生中最重要的一课。这真是名副其实的抛砖引玉，因为一个愚蠢的问题，竟然让我亲耳听到怀特老师把叙事疗法背后的整套哲学，娓娓道来。十多年前的智慧之音，今日犹在耳畔。

原来叙事疗法建基于"圆形监狱（panopticon）"这个发人深省的概念上。圆形监狱本是由英国哲学家边沁（Jeremy Bentham）于 18 世纪末首次提出的，其独特之处在于圆形设计的监狱里，囚室沿着圆周而筑，外面透光，圆心处有一座监视塔。由于逆光，牢房里的囚犯无法看清自己是否被监视着，长期处于惶恐不安之中。久而久之，囚犯开始"自我审查"，逼使自己时刻遵守常规，只做符合社会标准的行为。边沁认为，这是一种"以思维控制思维以获取权力的新模式"。

20 世纪 70 年代，法国哲学家福柯（Michel Foucault）在《规训与惩罚》（*Discipline and Punish*）一书中，提到现代社会如何由过去的公开的、残酷的统治，渐渐演化为隐藏的、心理的统治——那就是通过不断的监督、训诫、"洗脑"，人们的行为在被"分类、确认、评量、比较、分化和判断"之下，自然而然地"常规化"了。"因为永远有人看着你，因为永远被人看着，所以能够使人保持纪律，永远顺服。"（Foucault, 1979, p.187）

怀特和艾普斯顿（David Epston）在开创叙事疗法的时候，就是在认同福柯所说的"现代人已经进入无限审查、强迫客体化的时代，在常规化的社会里，不正常者受到孤立，并被矫正以使之正常化"（Foucault, 1979, White & Epston, 1990）这样一种哲学观下，看透了被"常规化的判断（normalizing judgement）"塑造出来的当代权力机制，就像圆形监狱般钳制着人的自由。而怀特老师进一步阐释的是，这种被语言建构出来的权力效应，让圆形监狱中哪怕只有一名狱卒，也可以应付自如地管理整座牢房。

经老师这样一点拨，我恍然大悟：当我们诊断一个来访者的时候，就无可避免地进入"常规化的判断"，采用精神医学的语言例如《精神障碍诊断与统计手册》（*The Diagnostic and Statistical Manual of Mental Disorders*，DSM）或《疾病和有关健康问题的国际统计分类》（*International Classification of Diseases*，ICD），来访者就有很大可能会落入一连串心理或精神疾病的种种命名当中——而这些命名，是精神科医生和心理学家以社会、文化、政治等意识形态为背景建构出来的。当来访者被诊断为"抑郁症""焦虑症""注意缺陷 / 多动障碍"等这些林林总总的"障碍"之际，他们是被动地接受了这些标签，甚至它们根本就是被强加于来访者身上的。通过心理学术权威话语的塑造，来访者在心理学与其诠释者的"协力帮助下"，"有了心病"。

听着想着，我茅塞顿开，继而又往前跨了一步——我想到，不仅来访者在权威话语的塑造下失去了自由，就连专业助人者本身，也在这样的潜移默化之下被"常规化"了。当他们奉诊断手册为圣典的时候，也不知不觉地"沦为阶下囚"，丧失了独立思考能力。最可怕的是，在圆形监狱中，除了人人自危，每名囚犯都成了其他囚犯的监察对象，同时也在时刻监察着别人！家庭、传统、社会、文化，有哪一天不以语言建构权力？而活在现代的你我他，谁不是圆形监狱中的囚犯？

如何脱离桎梏，重获自由？怀特老师的独特见解，如雷贯耳："人本身不是问题，问题才是问题。"我在叙事绘画治疗课堂上经常提及怀特老师的金玉良言，我认为这是心理治疗一个划时代的突破，当人把自己视为问题的时候，越想处理问题，越苦无他法，唯一可做的，就是向自己开刀，结果把自己挖得鲜血淋漓，也丝毫解决不了困扰自己的问题。打个比方：当你被诊断并接受了自己就是个焦虑症患者的时候，你就跟焦虑症产生了纠缠不清的关系，因为焦虑症就是你，或者反过来说，你就是焦虑症。相反，如果我们把人和问题分开，你就是你，焦虑症就是焦虑症，主体和客体顿然泾渭分明。人有自主性，就有力量处理问题；问题从人的身上区分出来，才有可能得到解决。"把人和事分开"这一点，在叙事绘画治疗中，和"把潜意识意识化"相结合，就是整套疗法的核心精神。

什么是叙事疗法

广义的叙事疗法，可以追溯到弗洛伊德。斯潘塞（Spencer，1982）指出，弗洛伊德善于把来访者支离破碎的自由联想和梦境以及回忆的片段重新整合，成为连贯完整的故事，并从中分析出本来看似毫无关联的行为模式，堪称"叙事治疗的大师"。所以从这样的视角看叙事疗法，可以包括精神分析，当然更主要的是指将后现代叙事思想作为理论基础的心理治疗模式。

在叙事绘画治疗中，也包括精神分析的一些理念和技巧，比如在"把潜意识意识化"的过程中，也会把看似支离破碎的经历、感受和想法，重新整合起来，从中找出来访者的核心问题，加以处理。然而，叙事绘画治疗中的叙事，更多的是向我的恩师怀特的致敬——他的哲学观、人文精神和对来访者的高度尊重，是我在发展自己的临床心理治疗模式时至为重视的。

这里的叙事疗法，指的是由澳大利亚心理治疗大师迈克尔·怀特及来自新西兰的艾普斯顿始创的后现代主义心理治疗法。着重个体的自我叙述和自我认同，通过将困扰个体的问题外化——解构"问题故事（problem saturated story）"——重写新故事，让来访者在个人故事的叙述中，寻找到生命的新意义和新方向。

我经常跟来访者和学生分享：怀特和艾普斯特共同创立的叙事疗法，是一个划时代的突破，它改变了咨询师和来访者在心理治疗中的世界观和价值观，由于每个人的自我认知都是被社会、文化、政治、历史和语言建构出来的，我们唯一的出路，就是恢复人独有的自由意志，以及人作为自主的、创造者的身份，从主体经验中超越社会及环境加诸每个个体身上的各种限制。受困扰的个体，得以脱离圆形监狱，才能重获自由，继而和咨询师携手同行，一步步面对并处理自己的问题。叙事疗法最独特之处，在于它为心理治疗提供了一个后现代思想方法与社会建构论述的视野，把来访者面临的困境置于社会脉络下抽丝剥茧地加以审视，而不像传统心理治疗那样聚焦在心理"疾病"或"失调"之上。

叙事疗法的核心精神

叙事疗法的核心精神有以下几方面：

1. **注重故事的脉络**。关注来访者如何说自己的故事，多于说什么。换言之，就是脉络（Context）重于内容（Content）。

2. **和谐共生**。咨询师与来访者一起探讨如何处理好人和问题之间的关系，而非以敌对的态度去除或消灭问题。

3. **咨询师的自我定位**。咨询师不是专家或带领者，而是来访者的同路人。当咨询师以开放的态度，无条件地正面关怀来访者、用心聆听并共同厘清故事的主题及意义，自然可以做到外化（externalization），把人和问题分开。

4. **确立自我**。通过了解来访者的自我认知，确立其主角的意识以及故事中其他角色的特质及身份，即怀特老师所说的自我认同蓝图（Landscape of Identity）（White, 2007），来访者更容易找到自主的力量，也更容易看见个人在"充满问题的故事"（problem-saturated story）中的独特结果。（在本章接下来的案例中可以了解到叙事疗法如何做到这一点。）

5. **寻找生命的意义**。以现象学的角度出发，当每个人置身于故事中，都难以在过程中了解自己，唯有跳出自己，方可看清自己。当我们成了自己生命故事的说书人，就能够通过叙述生命经验，并为之命名的历程中，看清自己的能力、信念、价值观、承诺和盼望，寻找生命的意义。

　　叙事疗法相信：个体的问题是在社会脉络中建构的，包括种族、阶级、性别、性取向等指向权力关系的元素。后现代思想主导下的叙事疗法，不再是单纯如现代主义那样诘问"你是谁？"，而是"什么使你成为你是谁？（It's not who you are, but what hold who you are.）"所以，由例如"由何时开始，因为什么人和事，使你用失败这两个字形容你自己？"等一连串问题引发来访者的思考，如洋葱一样，层层剥开，就可清晰看见，个体的自我认同是社会建构的结果。要活出真正的自我，不是遵从于社会贴在个体身上的标签，而是寻找在独特的生命故事中自己的个人特质、能力，以及人生中的愿望、目标与方向。

6. **解构、重构**。叙事疗法的目标不是去除问题或"疾病"，而是通过解构性的说话或活动，让来访者看到生活中"有问题的叙事"，从更广大的视野中重新理解其问题所在，并通过生活意义和心理成长，让个体的生命故事日益丰厚。从有问题的生活视角到富有希望的全新感知，来访者由受困者变成主导者，继而成为解决自己问题的专家。随着人生故事的重构，生命意义得以彰显。

备受社会文化支配的主流论述（dominant discourse），往往令来访者对个人价值"妄自菲薄"，定下单薄的结论，这些结论往往带来无助感与无力感，进而否定自己的知识、技巧和能力，自我感觉越负面，个体越难发现自己好的一面，以至于他们对自己的人生失去了肯定和希望。当咨询师可以和来访者从主流故事中抽身，真正看透"人不是问题，问题才是问题"的时候，才可以走出迷宫，发现隐而不见的故事线和被忽略的重要情节，并一起尝试找出替代故事（alternate story），通过重整故事对话（re-authoring conversations），了解到个体被社会环境操控的不自由，而在寻找支线故事的过程中，来访者重新"看见"自己生命中独特经验与个人能力的可贵，隐藏的故事线柳暗花明、百川汇海，终将发掘出贴近来访者期盼的故事。结果一个人的生命故事，大有可能如布鲁纳（Bruner, 1986）所言，不是形变（change），而是质变（transformation）。

我经常对学员们说，我在叙事绘画治疗中虽然全盘接受了怀特老师对身为咨询师的定位、人和问题必须分开的真知灼见、和来访者同心协力实现转化生命的己任、解构与重构生命故事的期盼、对来访者的高度尊重与开放的价值判断等，而且在治疗过程中我也会应用到叙事疗法中的"将问题外化"、为发掘处理问题的新角度而找出"独特结果"以及解构和重构生命故事等，但每次被邀请讲授叙事疗法课程的时候，我都婉拒了，原因只有一个，就是亲眼见识了怀特老师这样一位非凡的人物，我岂敢在娴熟掌握每一个重点的理论和实践之前，误人子弟？然而，我虽未敢传授叙事疗法，但在日常的临床实践中，还是有颇多应用的。在此以一个案例，试图阐释叙事疗法其中一些技巧的实际应用。

叙事治疗案例

她说她活得很累，很想放弃，不想活下去。

她说没有人爱她。前夫离弃她，男友不珍惜她，两个女儿蔑视她。就连家务助理也给她看脸色。

她说她没半点成就，守着一份味同嚼蜡的行政工作和前夫一丁点儿的赡养费，过着得过且过的日子，自己毫无价值可言。

她说她是个坏母亲，不称职的员工，以及没用的人。

她说她最近3个月特别抑郁，一身都是病。早上无力爬起来，长夜眼睁睁看着漆黑的天。一闭上双眼，面前尽是睥睨的眼神与狰狞的笑容。累极睡着了，醒来总吓出一身冷汗。

她说她的感觉，就如同置身一个绝望的深渊。

她说她的人生，是最不幸的人生。

她说她是最孤独的人。没有人认同她的想法，无处让她找到共鸣。

她说，她真的不想活下去。

我一直认为，没有人可以否认任何人的感受，因为没有什么比一个人自己的感受来得更真实。

假如你是奥斯卡金像奖得主

"假如你是奥斯卡金像奖得主，你会说什么？"我问沉浸在抑郁中的她。

"什么？"她如梦初醒，不解地望着我。

的确，这是很少人会想到的一个问题，却是每当我采用叙事疗法时经常会问到的一个问题。

她想了想，说："我会感谢我的爸爸、两个女儿、妈妈、哥哥，还有男朋友吧。"

我请她逐一介绍她心目中的每位重要人物，以及她心存感激的原因。然后我问她："有没有想过，假如你是个歌星，你刚才提及的这些人，都可能成为你歌迷会的会员？"

一向热爱唱歌的她听了，脸上出现一个难得的笑容，好奇地问："我的歌迷会？"

"对，你不仅可以拥有自己的歌迷会，而且你可以决定歌迷会的入会资格，以及会员资格的升降。"

随着叙事治疗的展开，我们进入"会员重整"（re-membering）（Morgan, 2000）的阶段。

"当我们想到生活中所有和我们有关联的人，可以把他们当作我们的生活'俱乐部'的会员。有些会员可能是应邀进入我们的生活中的，有些则可能是在我们没有选择之下进入的。会员重整（re-membering）的意思是，我们可以重新慎重地选择：哪些会员是我们希望经常活跃于我们的生活俱乐部中的？哪些会员的资格，是我们想要升降或撤销的？"摩根（Alice Morgan）在《叙事治疗入门》（*What is narrative therapy?: An easy-to-read introduction*）一书中，简明地阐释了叙事治疗中会员重整这一独特的概念。

"假如你的爸爸妈妈坐在这里，看见你这么努力地解决眼前的问题，你认为他们会说什么？"我问她。

"他们会认为我懂得这么做是理所当然的。而且他们一定会说我做得很好。"

"为什么？"

"因为他们任何时候都会为我自豪，并且默默地支持我。"

"哦？你觉得是什么令他们为你而自豪呢？"我充满兴趣地问。

"小时候，爸爸妈妈总喜欢唤我'小公主'，在他们心目中，我是个又漂亮又聪明的好孩子。还有，因为我念初中时已选择到寄宿学校读书，他们总说我是个独立的女孩，说我长大了一定有成就。"

"假如爸爸妈妈听见你把自己形容为一个坏母亲、不称职的妻子和没用的人，他们会说什么？"

"他们不会认同。"

"为什么？"

"因为他们相信我仍是他们的小公主，漂亮聪明，而且永不言败。"

从对话中，她的小公主特质，越来越意识化。我继续问她这些特质的"历史"，以及她生命中其他知道这些特质的人。在不断的探究中，她重新发现了很多"失散"了的特质。凭着这些特质，带出希望，令她对"问题故事"中的负面结局，重新编写。

重新审核"歌迷会"会员的资格后，她决定提升爸爸妈妈和两个女儿的会员资格，撤销前夫的会员资格，至于无法借给她一个温暖肩膀的男朋友，她犹豫了一下，把他归入"考虑中"（under consideration）的类别。

通过"会员重整"，来访者生命中重要人物的地位得到凸显，伴随而来的，是来访者生命中的重要时刻与快乐光阴。而她所拥有的强项与特质，也自然而然地呈现于这些人与事之间。对于来访者重新叙述的故事，这就是最丰富、最具生命力的素材。

唱走抑郁

除了鼓励她组织"歌迷会"，我还要她确立自己的"歌星"地位。

美国精神科医生贝利斯（John Bellis）如是说："我把音乐视为治疗生活中的沮丧和创伤的一个方法。它能帮助我们在感情的层次上统合经验；这是单凭理智上的洞察和领悟所无法做到的。"

贝利斯在他的治疗工作上广泛使用歌唱这不可多得的好工具。他相信个体的生理状况与心理状态之间，有一种紧密的联结。例如因焦虑而起的压抑，明显地反映在身体的肌肉组织上，而当肌肉和情绪上的紧张一起得到松弛，焦虑便可得到舒缓。当被问到尽情地哭、把情绪宣泄之后该如何时，贝利斯说："当你哭完了，就开始把一些悲伤、失落，和你对所失去的事物的那种眷恋之情都唱出来吧。"

对于音乐的力量，我早在青少年时代听莫扎特、贝多芬、布拉姆斯和马勒的乐曲时，已强烈地感受到那种震撼力。至于对歌曲的心灵治疗威力的认知，则是到澳大利亚去跟随恩师怀特以及几位叙事治疗大师学习，才得到强烈的亲身感受。

在一年的密集课程中，有一次我参加了一个有关叙事疗法与社区工作的一连串工作坊，我和所有参加者一起，以我们的亲身经历，创作了一首歌词，再由唱作人兼叙事咨询师戴维·波若（David Denborough）作曲。在工作坊中，我们反复唱咏，并于最后一节，把这首原创歌曲《渡过难关》（Sustains You, Sustains me）灌录成唱片。

当时我只觉得好玩，没想到这首"绕梁三日"的歌曲，竟深深地植根于我的脑海，余音袅袅。而令我感受到它的威力，是有一天当我面临失意之时，竟发现自己不经意地哼起《渡过难关》的副歌。而且经过反复哼唱，心情也慢慢好了起来，仿佛胸腔中一股暖流，流遍全身，干劲又回来了。从此，每当我遇上不舒心的事，就唱《渡过难关》。

发现了歌曲对心灵治疗的威力，我没有把这宝藏秘密收藏，我选择把它传播开去，与众同乐。后来我在一家中学开办了一个名为"心理环保"的课程，跟同学们分享了歌曲的"疗心魔力"。在课程中，我领着他们，一起改编歌曲，赋上新词，再把他们带到录音室去，把作品灌录成唱片。

令我喜出望外的是，在整个创作过程中，我目睹着同学们由冷漠、被动、缺乏动力，渐渐变成热情、主动、充满理想和动力。他们的《我有一个梦》（I Have a Dream），成为鞭策他们努力前进的良师益友，长留心中。

有了第一次的成功经验，我一而再再而三地把这种创意无限的叙事手法，应用在不同的服务对象身上，包括大学生、灾区小朋友、自闭症青少年等。那一首又一首直击心灵的壮歌，温暖了一颗颗人心，更鼓舞并丰富了一个个人的人生，每念及此，心中对恩师和叙事疗法的感恩，油然而生。

对于悲观自卑、郁郁寡欢的"公主"，我同样跟她分享了我的歌曲"处女作"，并鼓励她发挥所长，以她美妙的嗓音，唱出自己的创作歌曲。并在过程中，重拾小公主时代那份天真烂漫、尽情欢唱的赤子之心。

"于是，他们就开始从中找到一种意义——美，原来他们心中深感失落的正在于此。这是人类所具有、得以丰富和见证其丰盛生命的一种方法。的确，音乐和歌唱可能表现出任何其他方式无法表现的情感。"贝利斯如是说（Padus et al., 1992）。

艺术治疗：叙事绘画治疗的重要部分

在我和香港的一群精神科医生、临床心理学家、心理辅导员和社工合著的《护航复元——思觉失调的疗愈》（黄晓红，2019，p.183）中，对艺术治疗下了以下定义：

> 简而言之，艺术治疗就是结合创造性艺术或表达性艺术与心理治疗，兼具诊断和治疗功能的辅导或治疗专业。

通过艺术的创作或表达，个体可以更深入、更直接而又更安全地进入自己的内心世界。无论是绘画、故事、音乐、舞蹈、戏剧、泥塑、书法、雕刻等，都是行之有效的艺术治疗模式，而且无论在一对一的咨询、治疗小组、团体辅导、大型工作坊或讲座中，都可以作为轻松而安全的介入手法。艺术治疗的应用范围非常广泛，从幼儿到青少年、成年人以至老年人，在不同年龄层的个案中，都有助于他们启迪心灵和潜能，甚至在治疗过程中探索生命的意义和价值，活出更精彩的人生。

艺术治疗的缘起及发展

艺术治疗的缘起，可以追溯到史前人类的洞穴绘画（cave drawings）。在造访非洲的逾十次经历里，让我最叹为观止的是几千年前古人绘的洞穴画。根据韦德森的说法（Wadeson, 1980），这些绘画表现了当时原始人与世界的关系，和他们对生命的探索（黄晓红, 2016）。

> 除了非洲原始人，还有古埃及、印度、巴比伦与中国这四大文明古
> 国的史实告诉我们：远在文字发明之前，图画一直是人类表情达意的工
> 具。然而，随着人类的文明化与社会化，语言与文字相继诞生，表达技
> 巧日趋成熟；渐渐地，我们每天带着"意识我"去面对世界，却浑忘了
> 在我们内心深处，有另一个"潜意识我"在运作。而那潜意识我，正满
> 载着被社会规范打压进十八层地狱的本能欲望与无穷无尽的能量。
>
> 讽刺的是，当人类通讯在这大数据时代，已进入无远弗届的境界之
> 际，越来越多人竟发现，在人际沟通这回事上，有心无力。因为语言之
> 于沟通，有时不仅毫无帮助，更可能成为沟通的障碍。夫妻如是，亲子
> 如是，朋友如是，上司下属，更如是。（黄晓红, 2016, p. 23）

如何进入一个人的内心世界？现代心理学之父弗洛伊德说过："研究你
的梦"。可是，解梦这项重要的心理研究课题并不简单。假如要准确地以梦境
去分析一个人的心理状况，就更困难了。幸好，人类在学习写字甚至还未学
习说话之前，已经拥有了绘画的本领。在小孩还在牙牙学语之时，他们已懂
得拿起任何可以挥动的东西，以与生俱来的本领涂鸦。而绘画能成为一项神
秘武器的原因是："梦是个人自己才可见的画；而画，却是每个人也看得见的
梦"（黄晓红, 2016）。既然人有绘画的本领，加上投射心理评估工具，我们就
多了一条进入自己以及别人潜意识的康庄大道。

艺术治疗的缘起虽然可以追溯到远古时期，可真正的发展，是近一百多
年的事。

在 19 世纪 80 年代，意大利的犯罪心理学家龙勃罗梭（Cesare Lombrosso）
把艺术治疗应用到医院里，帮助病人舒缓心理问题。1880 年，这位犯罪心理
学家发表了他的第一篇文章，借此对精神治疗艺术（psychiatric art）做深入
探讨。到了 19 世纪 90 年代，弗洛伊德以意象（image），特别是心象（mental

image）以及释梦（dream interpretation），确立了精神分析的基石。弗洛伊德在 1899 年出版《梦的解析》（*The Interpretation of Dreams*），并指出梦境都是充满希冀的，而且可化作一股驱动力，在人类的日常生活里悄悄地运作。根据弗洛伊德的观察，受到压抑或被遗忘的心象，并不能以言语或笔墨描述，而是可通过梦境或绘画将之表现出来。

其后，弗洛伊德的门生荣格（Carl Jung）在老师的影响下，继续把梦境和绘画结合在一起，并应用于心理治疗上。荣格与弗洛伊德不同的地方，是他并不要求病人把梦境画出来，而是让他们随心所欲地绘画。荣格把绘画的重要性放置在普遍性（universality）之上。通过对视觉艺术中的原型（archetype）与普遍性的研究，荣格发展出一套独特的符号诠释，借以了解意象背后的象征意涵。荣格相信人类的心灵具有进化发展的冀求，比如，在人类受到创伤时会去找寻自我疗愈的方法。艺术表达，正是通往自愈之路的一大途径（黄晓红，2016）。

艺术治疗在 20 世纪的发展和茁壮成长，归功于当时的精神治疗运动（psychiatric movement）。在弗洛伊德和荣格两位精神分析学派大师的影响下，各方心理学家和心理学研究者逐渐对人类的潜意识（unconscious）和象征意义（symbolization）的作用加以重视。在这种氛围下，艺术治疗研究犹如雨后春笋。

作为艺术表达的一大主要工具，绘画曾被用作儿童的智力测试，由美国心理学家古迪纳夫（Florence Laura Goodenough）等投射绘画技巧先驱开创，并通过分析绘画对儿童的智力水平进行评估。1926 年，在古迪纳夫的著作《绘画评估智力》（*Measurement of Intelligence by Drawing*）里提出"画人测验（D-A-M, Draw A Man）"，即请儿童画一个人，通过观察人物画的结构，计算分数并借此评估儿童的智力。虽然初时古迪纳夫并不打算评估孩子的情绪或进行精神病理学的诊断，但却发现绘画在这些方面很有效果。古迪纳夫认为"孩子们画的是他们所认识的世界，而非他们看到的世界"（Burgess & Hartman, 1993）。

在 20 世纪 30 年代，艺术治疗先驱、美国教育家玛格丽特·农伯格（Margaret Naumburg）对儿童绘画与心理分析的关系进行深入的研究。艺术治疗能正式成为一门心理治疗法，农伯格居功至伟。我在《走出心灵的废墟》（黄晓红，2016, pp.27-29）一书中有以下叙述：

> 奥地利艺术家、教育家克雷默（Edith Kramer）提出让儿童在治疗过程中绘画，是一种升华、一种把冲动和情绪转化成意象的行动（1971）。与农伯格大相径庭的是，克雷默主张咨询师在治疗过程中扮演参与及分享的角色，鼓励来访者努力达到自我认同（self-identification）的目标；而农伯格则强调通过绘画，让来访者尽情释放潜意识，并以视觉艺术表现出个体的内在矛盾，消弭防御机制，以达到顿悟（insight）的效果。

自 20 世纪 40 年代起，儿童的绘画亦被用作非言语的人格度量指针（Buck, 1948; Machover, 1949）及情绪困扰的评估（Koppitz, 1966, 1968）。对于很多咨询师而言，除了智力和理解能力外，某些绘画作品可以用来了解来访者的人格因素（Burgess & Hartman, 1993; Hammer, 1980）。除了画人像外，历年还有很多其他的投射绘画测试应用于儿童的心理治疗上。在这种情况下，绘画提供了有关儿童心理状态的宝贵信息（Klepsch & Logie, 1982; Naglieri, 1988; Wilson & Ratekin, 1990; Gross & Hayne, 1998）。其中一种最有名的投射绘画技巧为"房树人（House-Tree-Person，HTP）"。1948 年，美国心理学家巴克（John Buck）提出从房树人中，可以了解个体发展及其投射作用。一般而言，咨询师可通过一幅具有房子、树和人这三个重要元素的绘画，了解来访者的原生家庭（见图 2-1）。研究投射绘画的学者和咨询师相信，某些特征、细节、比例、视觉感受、颜色的运用均可揭示作画者潜意识的丰富讯息。

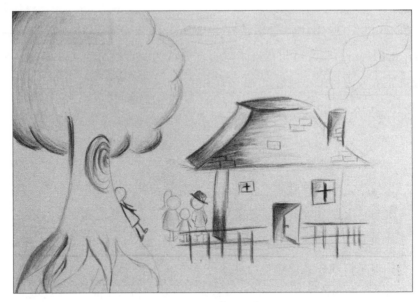

图 2-1 "房树人"

时至 1958 年，哈默（Emanuel Hammer）开始把房树人理论应用在心理评估上，从中探讨作画者的人格特质、人际关系及情绪。半个世纪以来，研究不辍。

20 世纪 70 年代，柏恩斯（Robert Burns）发展出"动态家庭图（Kinetic Family Drawings, KFD）"，他会让作画者画出一家人在一起做什么事情，以增强图画的动态，并且得到家庭成员间更多的互动信息。

我在运用投射绘画的过程中，发现要让东方人，特别是中国（包括港澳和内地）的学员或来访者画动态家庭图并不容易。究其原因，第一是在我们的谦虚文化的影响下，很多人对自己的绘画能力信心不足，羞于下笔；其二，因为我们无论是传统还是现代都以艺术为"闲科"，重视程度远远低于可以保障生活和功名的"主科"，导致一提画画，举笔为艰，这跟时下儿童青少年从小就被迫成为"小画家"的情况，相映成趣。很多成年人，包括小朋友的家长都反映，要画一个人都很困难，遑论画整个各自在"做事情"的家庭。

因此，为符合我们的文化和国情，我把"动态家庭图"变成"合作家庭图（Collaborative Drawing, CD）"，请小来访者和他 / 她的家人一起同画一幅画，结果发现当中的家庭动力（family dynamics），可以在短短几分钟内呈现出来（见图 2-2）。我在课堂上经常和学员分享一些在来访者知情同意下可以公开的临床经验，让他们了解合作家庭图的应用和瞬间可见的家庭动力。而在叙事绘画治疗中，我们则加上治疗性对话（therapeutic conversations），去引发来访者的叙事，从中发现其有关家庭和家庭成员之间的相关问题，加以了解和处理。

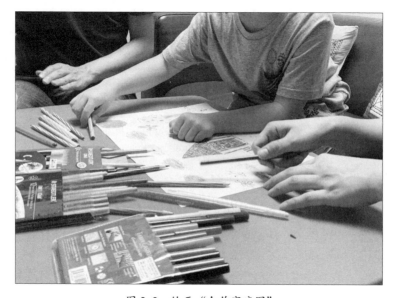

图 2-2　绘画"合作家庭图"

时至今日，艺术治疗五花八门、七彩缤纷。同样称为艺术治疗，却因为彼此的文化、传统迥异而呈现出完全不一样的创意和特色。在我有幸主办的三届艺术治疗国际论坛上，就邀请了世界各地的同行，来到我们中国（香港、北京、深圳），并亲眼见证了不同国家、不同文化的土壤所成长的艺术治疗之花——比如来自印度婚礼的手绘如何发展成为效果显著的心理治疗工具？来自约旦的艺术治疗师怎样用色彩和爱疗愈叙利亚战火中一颗颗受伤的心灵？墨西哥的建筑师暨心理学家眼中的荣格式曼陀罗，如何跟当地文化结合，变成行之有效的艺术治疗模式？我们的叙事绘画治疗，怎样和地震中的家庭和孩子们，一步步地走出心灵的废墟……当我们打开心扉、放眼世界，会欣喜地发现，艺术治疗正以其独特的魅力，千姿百态地疗愈一颗颗人心！

艺术治疗如何进行

从我个人的临床经验中，归纳出以下重点：

（1）艺术治疗师提供一个安全而自由的空间，与来访者建立互信的治疗关系。

（2）来访者在治疗中，通过艺术媒介，表达内心世界，反映并统合个人的内在能力、潜意识、情绪、人际关系及资源。

（3）在艺术创作、表达及心理治疗的过程中，来访者对内在自我和外在世界加以认知，并了解个人情绪与感受及其发展，同时明白人际互动对自身的影响。

（4）困扰个案的问题在治疗中得到处理，最终达致自我了解、调和情绪、改善人际关系、提升行为管理和独立解决问题的能力，促进自我转化与成长，并发挥潜能，走出困境，活出更快乐的人生。

艺术如何医心

我的恩师凯茜·玛考尔蒂经常强调：艺术本身就是强而有力的一种沟通工具。艺术的表达之妙，正在于它传递了无法用语言或文字表达的思维和情绪。艺术治疗还有助"不同年龄的人群去探索他们的情绪和信念、减轻所承受的压力、解决困扰他们的问题和冲突，并促进心理健康。"（Malchiodi, 2003, pp.ix）

艺术创作与精神状态的关联，自古已有哲学家津津乐道。古希腊哲学家柏拉图形容艺术天才为"神来之疯狂"，亚里士多德也说过："但凡艺术奇才都是沉郁的"。在精神科及心理学界，将著名画家的作品与他们的精神问题一起研究，也是很常见的，例如梵高，还有英国著名的猫画家路易斯·韦恩（Louis Wain），都是心理学家和精神科医生乐此不疲的研究对象。

近半个世纪以来，情绪障碍的高度痊愈率，令人振奋。艺术治疗在咨询师与心理疾病患者之间有效地建立治疗关系，并在过程中利用艺术媒介加以创造、表达与建构个体的认知、目标与意义方面起着令人鼓舞的作用。在哈丁有名的佛蒙特州立医院（Vermont's State Hospital）心理疾病患者的研究中（Harding, Brooks, Ashikaga, Strouss & Breier, 1987），发现在艺术治疗和药物治疗相结合的帮助下，62%~68% 的病人在出院往后数十年间，并未出现精神分裂症的症状。另外 9 个针对精神分裂症住院病人的长期世界性研究（Malchiodi, 2003; McGuire, 2000; Spaniol, 2003）的结果显示，有高达 50% 以上的复原率，同样为有严重心理疾病的成人带来鼓舞。

根据克劳福德和帕特森（Crawford & Patterson, 2007）所述，表达性艺术有助心理障碍人士走出精神困扰。精神卫生工作者运用艺术素材、音乐与创意写作于心理治疗上，由来已久。而他们发现，历史最悠久的是中国、日本和其他远东国家（Crawford & Patterson, 2007）。他们同时指出：艺术治疗对于特别难以用言语表达自己的精神病患者来说，价值尤其重大。甚至艺术治疗中的故事、绘画与音乐创作所提供的安全地带，有助精神病患者在艺术治疗师的陪伴下，让澎湃的情感在艺术创作与表达中得到盛载，而不致失控地倾泻（Killick, 1997）。在另一个（Attard & Larkin, 2016）研究中发现，艺术创作过程可以加强个体的自我认知、表达并探索自身情绪困扰的能力。有些心理障碍人士甚至表示，艺术治疗比日常惯用的言辞更有助于他们表达出深层的内心世界。艺术治疗师提供充分的自由空间让来访者可以放松地表达自己，而不必担心受到任何评判。通过艺术这种安全、包容的方法，来访者可以在埋首于外在的艺术创作之同时，让内在的精神分裂症经验得到理解和接纳（Attard & Larkin, 2016）。通过看见自己、肯定自己，精神分裂症患者的情绪状态、自尊感与自信心逐渐得到提升，并对自己的精神分裂病情有更强的自我觉察能力。

艺术治疗案例

在此我通过一个案例的第一节，阐述艺术治疗在咨询中的实际应用，特别是如何将合作家庭图作为了解个案及其家庭中重要他人的有力工具。

我必须承认，我是个特别"麻烦"的临床心理学家，因为每次接一个儿童或青少年的个案，我在第一节都会要求他／她一家，特别是父母一起来。作为收费的咨询师，如何节省来访者的时间和金钱，都是我们必须考虑的因素。而在这两项考虑之上的，当然是来访者的福祉。

为什么我要求小个案的重要他人一起来？原因很简单，从众多个案中我们都可以观察到一个现象：一个孩子的情绪或心理问题，不会是他／她一个人的问题，而是跟家庭尤其是父母息息相关的，至于创伤儿童的个案，更必须得到家人的理解和帮助，同心协力，才能达到最佳的治疗效果。

很多心理咨询师都跟我有同感：在一个中国家庭当中，最难请得动的人物，是爸爸！在中国传统文化中，男人养家糊口似乎是心照不宣的责任，加上他们一般不习惯在陌生人面前倾诉心事，对心理咨询抱着可免则免的态度，所以很多父亲都会有同样的回应："我太太和孩子去见咨询师就好了，我就不去了。"

遇到像我这样"麻烦"的心理咨询师，爸爸们是没那么容易可以"幸免"的，因为我始终相信，一个孩子在童年或青少年时期出现了情绪或心理问题，必须在父母的通力合作之下才能最有效地得到帮助，并可望心身健康地成长。我有一个小个案，她爸爸是个企业家，事业很成功，日理万机。当我邀请他同来参与他女儿的首次会谈的时候，他有点为难，说："我平时非常忙，每天的行程和会议都密密麻麻的，真的很难……"我说我明白的，平日来不了，而我的星期六一早就被预约满了，要约也得两个月后，但孩子的问题不能久等，那我就取消下周六的午间休息时间，接见他们一家。我本以为问题可以解决，没想到企业家爸爸又有新的困难："是这样的……我周六一般都要陪大客户应酬……"我没办法，只好出撒手锏："那没关系，等到你不用去应酬，我才开始接这个个案。"结果不出所料,大老板爸爸乖乖地来了。

　　我们在很多案例中发现,爸爸们虽然尽量避免参加咨询,但他们还是很关心自己的孩子的,一听到自己不参与会影响孩子的咨询,他们都会愿意为孩子而来。一家人坐下来,通过彼此的言语、动作和表情,加上共同画出来的一幅画,整个家庭动力立即一目了然。作为咨询师,我们从中可以获得的讯息,比单独见孩子或其中一个家人,丰富多了。

　　回到企业家爸爸的个案上,他和女儿、太太一起作画期间,出现了一个经典画面:5 岁的小女孩一听说可以画画,而且画什么都行,她水灵灵的眼珠儿一转,挑了一支粉红色的蜡笔,专心致志地画她的凯蒂猫,还不忘加上一个蝴蝶结。爸爸一边欣赏着女儿画画的可爱模样,一边在盘算着画什么,突然他一副恍然大悟的样子,满怀信心地拿起一支红色水彩笔,在凯蒂猫的脸上加了一个东西,还满脸期待的样子,以为女儿会喜欢。完全出乎他意料的是,女儿一看到爸爸为凯蒂猫加上的东西,脸上可爱的笑容突然消失,先是一脸错愕,然后变成了愤怒,接着整个人跳起来,开始哭闹……

　　只是 5 分钟的时间,家庭动力就这样赤裸裸地呈现出来了!父亲到底为女儿加了什么,让她暴跳如雷?对于熟悉凯蒂猫的人来说,他们一听到女孩的反应,已经猜到了父亲做的"好事",就是为画中的猫加了个嘴巴!而问题是:凯蒂猫什么都有,就是没有嘴巴!

　　因为这样一项艺术活动,我们对 5 岁小女孩在经历过创伤事件之后对安全感和被明白的需求,有了更深的理解。同时,我们对企业家父亲也多了一分了解——他一直因为工作忙碌,没有时间陪伴女儿而感到很愧疚,心中总想着如何补偿孩子。在作画的过程中,他以为机会来了,可以为女儿画的猫添加一个红红的嘴巴,讨好一下她,谁知道却画出祸来……

　　一幅图画,胜过千言万语;而一幅合作家庭图瞬间呈现的家庭动力,又岂止千言万语!在这样的第 1 节咨询中,艺术治疗所扮演的角色,举足轻重。图画不仅发挥了宣泄情绪、表达想法这些最基本的表情达意功能,更重要的是,咨询师可以从中观察到来访者和重要他人的行为、认知和感受,成为个案评估和概念化的一部分，还可以让来访者一家各成员在互动中反思彼此的关系和沟通的问题，甚至在说出各自的需求和期望之后，在短短几分钟出现重要的觉察和领悟，并于互相理解的基础上，增加彼此的沟通，促进家庭的和谐。

第 3 章

把潜意识意识化的重要工具：投射绘画

叙事绘画治疗的起点——心理创伤干预

创伤后应激障碍（post-traumatic stress disorder, PTSD）是影响 13% ~20% 人口的主要心理健康问题（Scheeringa, Zeanah, & Cohen, 2011）。世界卫生组织在 2019 年发表的有关精神健康的报告中，发现在战火和激烈矛盾的环境下生活的人当中，比较容易出现压力及情绪。其中有超过五分之一（22%）的人罹患抑郁症、焦虑症、创伤后应激障碍、郁躁症或精神分裂症。

导致心理创伤的因素众多，其中包括自然灾害（如地震、水灾）、暴力事件（如战争、职场或学校欺凌、家庭暴力、身体和性虐待等）以及创伤性丧失（如父母离异、离婚、领养、交通意外和失去家人等）。不论年龄或文化背景，这些情况都有可能造成个人的心理创伤（Kuban & Steele, 2008; Perry & Szalavitz, 2006）。与曾受创伤的亲人、朋友或来访者接触也会增加患创伤后应激障碍和悲伤相关反应的可能（Steele, 2009）。创伤后应激障碍已成为这个时代普遍的心理健康问题，对于经历过自然灾害、家庭变迁、暴力、身体或性虐待、疾病或身体受伤的人们来说更是如此（Malchiodi, 2008; Silva, 2004）。因此，有效的治疗方法对于解决这个日趋严重的问题是目前心理治疗的首要目标之一。

我曾于几家儿童福利院为心理受创伤的儿童青少年进行心理治疗，其后对研究儿童心理创伤萌生起浓厚的兴趣。当今世界上存在着很多儿童创伤的治疗方法，这些方法有着各种不同的理论基础，其中包括认知行为治疗（Cognitive-Behavioral Therapy, CBT）、叙事暴露治疗（Narrative Exposure Therapy, NET）、游戏治疗和亲子心理治疗（Child-Parent Psychotherapy, CPP）等。尽管每种方法均可能具备为经历创伤的儿童解忧的能力，同时亦有它的局限。每种方式各有所长，各有值得学习之处。我在课堂上经常鼓励学员要抱着开放的心态，学习不同的治疗方法，为自己好好装备一个包罗万象的工具箱，随时可以应用。千万不要认可了一套治疗方法便排斥其他的临床工具，这样只会让自己陷入一孔之见的窘境，无法进步，更可能因为个人狭窄的思维模式而对来访者造成伤害。而从灾区、社区、儿童福利院和精神科医院的服务经验中，我意识到绘画以及来访者通过对其绘画的叙事，是多么有力量！作为咨询师，在为来访者提供一个安全而自由的场域、建立彼此互信的治疗关系和安全感，在咨询过程中时刻和他们同在、并肩而行的时候，那些鼓舞人心的神奇旅程，还有来访者口中的快乐和脸上的喜悦，都在告诉我，恩师们教给我的叙事疗法、艺术治疗和精神分析理论，一旦结合，可以有这么令人振奋的疗效。

建立一套结合绘画和叙事的治疗方法，成了我孜孜不倦埋头钻研的目标；而为受创伤的儿童青少年提供适切的治疗，更成为我不断向前的动力。在进行治疗工作的过程中，我发现无论治疗对象是否受过心理创伤，绘画特别容易让来访者轻松自然地走进自己的内心世界，了解个人的核心问题，并找到他们的内在力量、外部资源和盼望。不少临床心理学同行反馈，结合绘画和叙事的治疗方法，对治疗儿童效果特别显著，因为儿童通过绘画表达自我是再自然不过的事（Gil, 2006; Kaplan, 2003）。更重要的是，绘画可以帮助来访者把创伤造成的负面情绪带到意识层面上。换句话说，这种技巧可以帮助来访者将创伤从隐性记忆带到显性记忆中。

隐性记忆可以被定义为无意识的记忆，而显性记忆则更容易在意识层面中被解读。显性记忆是我们对事实或事件的认知；创伤经历却可能被储存在隐性记忆中（van der Kolk, 1996），而这些记忆往往充满情感，只能通过我们的感觉而不是认知所解读。必须注意的是，无意识的记忆与言语性记忆的存取迥异；无意识的内容可以通过一种非线性的思维方式获得，弗洛伊德（Freud, 1953/1900）称之为"自由联想"，这些联想通常是以图像和符号，以及（有可能但不一定）和逻辑连接的言语形式呈现。因此，我们大脑中线性思考的部分接触创伤经历的可能性较小（van der Kolk, McFarlane et al., 1996），但是代表创伤的符号却可以从图像中存取。接着，这些图像可以由来访者和咨询师通过治疗性对话，再带到意识层面。绘画是其中一种能够将隐性记忆带到显性记忆的方法，进而让来访者有可能用言语讲述他们的创伤经历（Kaplan, 2000; Malchiodi, 2003; Silver, 2000; Steele & Raider, 2001）。

很多心理学家均认同绘画有助于来访者缓解创伤经历带来的负面影响，能有效地处理创伤为他们带来的情绪反应，并且有助于他们恢复情绪表达的能力，从而让他们能更清晰地思考并发展出更好的创伤应对技巧（Elbrecht, 2006; Kuban & Steele, 2008; Levine, 2005; Malchiodi, 2008; Oster & Crone, 2004; Peterson & Hardin, 1997; Sanders, 2006; Silva, 2004; van der Kolk et al., 1996）。福克（Falk, 1981）观察到儿童比成年人更容易投入绘画，因为他们倾向于以符号进行沟通——特别是当他们发现难以表达情感，或当他们害怕直接说出感受时。根据韦斯特（West, 1998）的观点，对于"可能曾遭到家庭成员性虐待的儿童，投射是一种披露他们无法以言语表达的内心感受的途径，一种'不说而说'的方式"（p.1163）。

尽管以绘画作为心理评估工具已有超过 150 年的历史（Hammer, 1958; Koppitz, 1968; Lack,1996; Wadeson, 1980），而我相信在帮助来访者治疗创伤上，绘画仍有很大的发展和进步的空间。

精神分析及其于投射绘画的应用

投射绘画作为本治疗工具的切入点，读者必须对其定义有所了解。在这里，我首先会介绍与投射绘画有关的精神分析核心理论，当中包括意识和潜意识，以及投射的概念。接着，我会以受创伤儿童为例子，解释如何应用结合绘画和叙事的治疗方法，及其与儿童创伤经历所引起的心理问题疗愈过程之联系。

当经历心理创伤的人们遇到记忆的压抑时，绘画有助来访者以非言语的方式"表达"情绪，甚至通过绘画创作安全而自然地"回访"这些经历，进而在咨询师的协助下，展开叙事，就能够有意识地对创伤加以处理。来访者可以通过绘画所投射的潜意识，清晰地表达他们对创伤经历的感受，例如愤怒、哀伤与恐惧。来访者的绘画以及他们对绘画的描述还可以帮助咨询师更好地了解来访者的内心世界，并能够更有效地和来访者携手处理潜藏的心理问题。

在本书里，隐性和显性记忆的概念经常被引用。因此，在此我对这些概念做简单的解释。根据斯夸尔（Squire, 1994）的说法，人类的记忆系统分为两个部分：显性（陈述性）记忆以及隐性（非陈述性）记忆。显性记忆可以通过意识和言语提取。在显性记忆里，有关经验的记忆可以被储存起来，这些记忆与人的生活息息相关，简单的刷牙、洗脸或比较复杂的讲外语、开汽车等经验，都是可以被储存，而且可以比较轻易地提取的记忆。相对而言，隐性记忆不能通过意识和言语提取，因此不容易传达和表达，比如经历沉重打击后的精神或心理创伤（遭遇重大变故、生命受威胁、亲人离世或背叛等）。本书序幕中的两个个案，以及第 7 章的案例，都是来访者在受到严重创伤之后，难以用言语表达内心情感的例子。

精神分析是对潜意识的研究，其中一种解释精神分析的方式是关注显性和隐性自我之间的关系，弗洛伊德（1966）分别称之为意识和潜意识；这可以称为易懂的和不易懂的自我层次（Schore, 2005）。隐性的自我负责维持生存和实时面对环境中的压力和挑战（Wittling & Schweiger, 1993），肖尔进而分析，隐性的系统是由右脑掌管的，并源于前语言的发展阶段，因此与人类的非言语部分息息相关（Schore, 2002a, 2005）。普罗丹也提出右脑负责处理潜意识以及整体的背景数据，而左脑则涉及意识和信息的前景分析（Prodan et al., 2001）。精神分析研究我们的潜意识，该学派的学者注重咨询师与来访者之间的交流，这些交流指的正是他们之间潜意识的、非言语的沟通（Schore, 2005）。

潜意识是精神分析中最核心的一个概念，关于其内容通常有三种不同的观点。第一种观点认为潜意识完全是由本来有意识但被压抑的思想和记忆所组成的。第二种观点认为潜意识本来为无意识的记忆，但有潜力成为意识。第三种观点视潜意识的内容为永远不会成为意识的经验，这些不同的解释得到了不同心理学家的推崇。

诺伊（Neu, 1991）曾一再强调潜意识在压抑过程中的重要性，以及潜意识和压抑两者之间密不可分的关系。而弗洛伊德相信每个人都拥有意识与潜意识（Freud, 1966）。他认为创伤是难以被意识接受的经历，当情感能量变得太大而且不能以正常的方式被消化时，它便会被迫远离意识（即被压抑），并且需要寻找间接表达的手段加以释放。"被压抑已久的潜意识力量一旦爆发，所呈现的症状被认为是创伤经历所引起的情感或情绪"（Sandler & Fonagy, 1997）。弗洛伊德认为，压抑的过程早于生命的初始阶段就已经开始。隐性、潜意识的记忆可以通过自由联想、口误、梦境和精神病理学的语言，转化为显性、有意识的记忆，甚至通过绘画和图像的代表性符号加以呈现（Steele, 2008）。

符号是精神分析的另一个关键概念，弗洛伊德和荣格均认为，符号包含潜意识意念的重要信息。弗洛伊德假设，符号代表着被遗忘的记忆，因为内心的压力可以通过梦境或艺术表达出来（Oster & Crone, 2004）。此外，荣格强调符号的含意，并对它们进行深入的研究（Foks-Appelman, 2012）。荣格还相信，艺术提供了一种让人进入自己的情绪、了解自我的方式。

　　弗洛伊德和荣格所叙述的在绘画和梦境中呈现的画面，吸引了无数来自精神病学和心理学领域的咨询师。两位大师对潜意识过程的解读，为咨询师奠定了运用绘画和梦境作为实现精神分析目标的基础。他们相信呈现于绘画和梦境的画面能提供言语无法提供的信息。在有关儿童绘画的著作里，玛考尔蒂（Malchiodi, 2007）指出，现时在艺术治疗界对于理解和研究来访者绘画中的符号含义，以及对识别来访者潜意识或被压抑的想法和情绪的关注，日趋广泛。

　　符号对于精神分析的价值之高，在于它能够将人无法以直接方式表达（无论是言语或书写方式）的潜意识呈现出来（Freud, 1966）。弗洛伊德假定，为了取得潜意识中的内容，我们必须克服意识的抵抗及其相关的潜意识防御。因此，投射性的方法被开发成了间接进入潜意识领域的工具（Hammer, 1958）。阿纳斯塔西（Anastasi, 1982）亦认为，个体对所经历事情的感知和分析，或对所面临情况的构想，均能反映出他 / 她的根本心理状态。绘画被认为是代替以言语表达个体情绪和潜意识中的心理状态的重要工具，因为它可以让来访者在不知不觉间，通过一幅画，敞开心扉。根据玛考尔蒂（Malchiodi, 1998）的说法，绘画为儿童提供了一种无法通过言语传递的自我表达方式。因此，绘画可以被视为个体内在心理状况及主观经验的反映。

　　投射绘画法作为其中一种应用于临床心理治疗上的投射技巧，与直接询问来访者有关他 / 她的创伤经历相比，给人们带来情绪威胁的机会较少。同时，绘画有助于将需要特别处理的问题带到讨论的层面。它能有效激发创造性的临床解决方案，并提供潜在问题的视觉表达，更有助于提高来访者在治疗上的参与度（Oster & Crone, 2004）。总的来说，投射绘画法给予咨询师一个进入来访者内心世界的渠道，帮助他们深入了解其潜意识过程，以及更深层次的心理功能（Hammer, 1958; Wadeson, 1980; West, 1998）。而有研究者（Leifer, Shapiro, Martone & Kassem, 1991）提出，投射绘画法的最高价值，在于它能够绕过来访者意识层面的抵抗和潜意识层面的防御。韦斯特（West, 1998）亦解释投射绘画法尤其可能揭示一些来访者在意识层面觉察不到的事情。长久以来，投射绘画法均用作沟通和反映个人自我认知、态度和性格的工具（Koppitz, 1984; Skybo, Ryan-Wenger, & Su, 2007）。在近半个世纪以来，儿童的绘画被用于评估他们的性格、发展和认知能力（Golomb, 1990）。儿童的绘画已成为精神病学、心理学、艺术治疗和教育领域中的众多学者进行长期研究的一大工具（Malchiodi, 1998），并已被无数咨询师用于了解儿童的发展状况及其性格（Harris, 1963; Koppitz, 1968, 1984）。

叙事绘画治疗：以投射绘画作为切入点

根据心理学家的调查，在众多有关性格与行为的测试中，投射绘画中的房树人（House-Tree-Person, HTP）位列第四，仅次于明尼苏达多项人格测验（Minnesota Multiphasic Personality Inventory, MMPI）、罗夏墨迹测验（Rorschach Inkblot Method, RIM）、主题统觉测验（Thematic Apperception Test, TAT），画人测验（Draw-A-Person, DAP）则位列第七（Camara, Nathan & Puente, 2000; Hogan, 2005; Weiner & Greene, 2008）。

不像罗夏墨迹测验或主题统觉测验那种通过视觉刺激的投射测试，绘画测试用的是纸和笔，在主题和指导语下画出图画。

投射绘画对儿童青少年效果尤为显著，加上操作简易，在儿童或学校心理辅导从业人员中特别受欢迎。研究显示画人测验及房树人在儿童青少年的心理性格测试中，名列前茅（Archer & Newson, 2000; Cashel, 2002）。在学校中，更在所有心理测试中居首位，胜过韦氏儿童智力测试（Wechsler Intelligence Scale for Children, WISC）。克莱门丝和汉德勒（Clemence & Handler, 2001）在访问382名心理学实习训练课程主管的过程中，发现过半数（52%~64%）来自精神科医院、普通医院、儿童护理中心、社区精神卫生中心的主管，都比较偏向选择那些在绘画测试上（比如HTP、DAP等）受过有关的课程训练或起码有这方面知识的新入职实习生。

　　来访者如何对待绘画本身，也是一个很有趣的观察点。画得很快？很慢？很小心谨慎？很草率大意？很热切？很勉强？而这些行为和态度上的表现，和来访者的画和话，加上其微表情和小动作，为咨询师提供了非常丰富的临床观察源泉。如果能够进一步把这些观察与来访者日常的行事作风、待人接物和处理问题的态度和方式相联系，对整个治疗的帮助，不可小觑。

　　1949 年，美国心理学家玛考文（Machover）出版了第一本以画人测验（Draw-A-Person, DAP）作为人格特质测试的著作，奠定了绘画测验作为一套正式测试模式的基础。其后，玛考文在为画中细节赋予特定的象征意义的同时，提出请来访者为画中人创作一个故事，或把他 / 她当作一个戏剧人物（Machover, 1951）。对那些未能实时讲故事的来访者，玛考文会提供一连串问题让成年人和孩子作答。当中包括年龄、教育水平、职业、家庭、去向、自我感觉以及对工作或学校的态度等（Machover, 1951; Weiner & Greene, 2008）。

　　玛考文主要凭着临床观察去断定画中特征和来访者人格特征的关系，后来一些心理学家提出把绘画解读加以量化，而科比茨（Koppitz, 1984）发展的 "情绪指标" 量表便是个中佼佼者。她在学校和医院请儿童来访者画 "一个人"，研究后得出结论：儿童在没有特殊要求下画的人物画，都在投射自己的本质情感和态度（Koppitz, 1968）。科比茨对人物画的心理研究还有一个特点，就是她更重视来访者对自己以及身边重要他人的看法，以及他们对自身问题和冲突的态度。凯茜·玛考尔蒂在《儿童绘画与心理治疗——解读儿童画》（*Understanding Children's Drawings*）一书中提到：科比茨的思想代表一种更 "实在" 的观点，在分析来访者的心理发展、情绪因素和人际关系之同时，更重视他们当下的心态和感受，并予以分析。

　　其后，纳格利里及其同事在科比茨的研究基础上做了更大规模的定量研究，借此筛查出有适应困难的少年儿童（6—17 岁），以做进一步心理评估（McNeish & Naglieri, 1993; Naglieri, McNeish & Bardos, 1991; Naglieri & Pferffer, 1992）。与此同时，在前人的基础上研究人物画的萨林格和斯塔克（Tharinger & Stark, 1990）提出以整体印象去衡量来访者的图画，而非对各个部位的性质，如大小、线条、阴影、构图等加以观察。他们设计的量表，和其他企图把绘画测试加以量化的学者一样，未能得到广泛认同，普及化之期，依然遥远。

我很同意韦纳和格林（Weiner & Greene, 2008）的观点，绘画心理测试自玛考文（Machover, 1949）发展的系统至今逾半世纪，虽然对其可靠性及有效性存疑者众多，却丝毫无损它在临床应用上的广泛性和受欢迎程度。我在十多年的临床经验中发现，一一对应地将象征符号代入来访者的图画中并加以诠释，危险性极大，因为这样做不仅无法客观并全面地了解来访者的内心世界，而且有可能因为"暴力解读"而对他们造成毫无必要的伤害。这种想法跟我的恩师玛考尔蒂不谋而合，她在与我聊到如何解读少年儿童的绘画时，提到当研究者不是从更广的角度，而是单纯从病理学的角度使用投射绘画测验分析问题时，会使我们的思路受到限制，而无法以全面的角度看待来访者，这就可能造成对他们的偏见。

第 4 章

4 种投射绘画方法

　　在本章中，我将就使用4种投射绘画方法来评估来访者的心理状态提供一些指导。这4种方法分别为：合作家庭图、人像/自画像、房树人以及过去－现在－将来。虽然4种方法的目的略有不同，可以为咨询师提供不同的有关来访者及其家庭的信息，但它们亦有一些相同之处。我将以这些相同之处为基础，为咨询师提供一个普遍适用的一般性指南。

　　我将先提供这4种投射绘画方法的执行指南，然后阐述有关这4种绘画主题本身的用意以及绘画中部分符号的投射意义，还会介绍如何与来访者做个案面谈，以及如何分析来访者的行为。

　　从来访者的画作中，可以获得3项不同的信息：第1项是**结构数据**，即基于来访者所画作品的结构和特征得出的；第2项是**主题数据**，即在与来访者的个案面谈中得出的；第3项是**行为数据**，即通过观察来访者在绘画中表现出的行为得出的（Weiner & Greene, 2007）。在绘画过程中，除了来访者的行为之外，绘画的结构特征可以为咨询师提供有关来访者情绪的信息。而在治疗对话中，咨询师与来访者对主题绘画的讨论，以及来访者叙述过程中的行为及言语，有助于咨询师确认或否定其对来访者心理状态的初步评估。

　　在此我想温馨提示读者：咨询师须时刻谨记，不要一一对应地把符号的象征意义代入来访者的画作中并加以解读。我在课堂上经常强调，投射绘画中的符号分析，在临床心理治疗中只可以作为参考工具；而来访者的绘画本身，也只能作为通往他 / 她内心世界的"地图"。在叙事绘画治疗这套心理治疗模式中，"地图"和"地域"绝对不能相提并论。一幅画的确胜过千言万语，当中传达的讯息量之大，对一个人潜意识的揭露之深，令人折服。绘画的这些特质，赋予它极高的价值和其他方法难以匹敌的魅力。然而，如果没有来访者的叙事，咨询师凭着符号对来访者做"对号入座"式的解读的话，有可能造成"暴力解读"，不仅对来访者毫无帮助，甚至可能造成伤害。对心灵备受创伤的来访者来说，更可能造成二次创伤。所以，在叙事绘画治疗中，来访者的绘画只是一幅地图，它让咨询师在浩如烟海的人心中有了坐标与方向，而一切符号的意义，必须在来访者的叙事中得到印证，方有评估价值。所以，治疗对话在叙事绘画治疗中的价值，远比符号解读高。咨询师手握来访者手绘的"地图"，与他 / 她携手进入其内心世界——"地域"，通过治疗对话，一起在来访者心中，以点、线、面勾勒出一幅画来，让来访者一步步地看见自己、接纳自己并发挥自己，最终活出自己想要的模样。

在详细介绍 4 种投射绘画的执行方法前，我们先来看看在进行叙事绘画治疗前咨询师应做的准备。叙事绘画治疗所需的物料如下：

- 适合儿童使用的桌子（不高于 1 米），桌面需平坦，适合绘画使用。
- 桌子应有足够的空间让来访者安放双手（桌面面积不小于 60 厘米 × 80 厘米）。
- 适合儿童使用的椅子（座位不高于 0.5 米）。
- 3~4 张 A4 白纸（21 厘米 × 29.7 厘米）。
- 一盒削好的彩色铅笔（不少于 12 色）。
- 一盒彩色蜡笔（不少于 12 色）。
- 一盒水彩笔（不少于 12 色）。
- 一间有私密性、安静的、宽敞的、不受干扰的治疗室。
- 建议咨询师准备铅笔和橡皮擦，但在来访者要求的时候才提供。如果来访者在绘画期间使用了橡皮擦，咨询师应做记录。

投射绘画的执行指南

合作家庭图

背景介绍

20世纪70年代，柏恩斯发展出动态家庭图，他让作画者画出一家人在一起做什么事情，以增强图画的动态，并且得到家庭成员间更多的互动信息。

我在运用投射绘画的过程中，发现要让东方人，特别是中国（包括港澳和内地）的学员或来访者画"动态家庭图"并不容易（请参考第2章艺术治疗部分），因此，我从柏恩斯的"动态家庭图"中汲取灵感，变成符合中国文化的"合作家庭图"，结果发现异曲同工，在作画过程中，家庭动力同样清楚呈现。合作家庭图和动态家庭图不同，后者是由来访者画出一家人各自在做什么事，而前者是一家人在治疗室内坐在一起，咨询师会提供一张大纸（A3或A2）和3种或以上的彩笔（一般包括12~24色的彩色铅笔、水彩笔和蜡笔），在无须商量的情况下，同时画一幅合作画。（图4-1为合作家庭图的一个例子。）

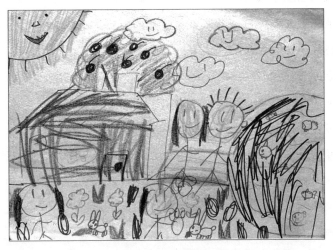

图4-1 合作家庭图

执行指南

（1）咨询师把一张 A3/A2 白纸、一盒彩色铅笔、一盒水彩笔及一盒彩色蜡笔放在桌子上，并邀请来访者及其家人就座。

（2）在来访者及其家人就座后，咨询师邀请来访者及其家人在无须商量的情况下，同时画一幅合作画。

（3）咨询师应向来访者及其家人说明他 / 她可以根据自己的意愿绘画。

（4）咨询师不需要加入其他指导语，目的是让来访者及其家人自由地决定如何绘画。这样可以避免对来访者及其家人施加任何限制，从而阻碍来访者及其家人投射出内心的感受。

（5）有些来访者可能会对绘画的内容产生疑问，面对这些问题，咨询师应重申来访者可以自由选择如何绘画。

（6）有些来访者会提出自己不懂绘画，不知道自己画得好不好。遇到有这种想法的来访者，咨询师应该向来访者说明这不是一项艺术能力测试，只要尽力画就可以了（Weiner & Greene, 2007）。

（7）咨询师提醒来访者及其家人可以自由绘画，即使画作非常简单（如：火柴人）或者不完整（如：人像只画了头和肩膀）。咨询师可以从不同的画作及治疗对话里得到有关来访者及其家人的宝贵信息。

（8）非来访者向咨询师提问，否则咨询师在来访者绘画时必须保持沉默，直到来访者完成绘画。

（9）完成绘画后，咨询师与来访者开展治疗对话（详见第 6 章）。

人像 / 自画像

背景介绍

人像 / 自画像（Draw A Person/Self Portrait ,DAP/SP）作为心理评估的使用起源于古迪纳夫于 1926 年发表的"画人测验"。其后，玛考文对画人测验作为评估工具继续深入研究。玛考文于 1951 年提道："人们所绘人物的结构特征可能反映出他们潜在的态度、困扰以及很多有关性格的特征"（Weiner & Greene, 2007）。由此推断，作画者所绘人物的大小、在画纸上的位置、属性以及特征（如：身体部位及衣物的绘画）甚为重要。自画人测验被开发以来，凭着简单、容易操作的优势，画人测验的应用变得越来越流行。根据阿彻和纽瑟姆的说法（Archer & Newsom, 2000），最常在儿童和青少年身上使用的人格测试工具里，画人测验排行第五。从 20 世纪 50 年代起，心理学家科比茨、萨林格、纳格利里和斯塔克已开始通过画人测验开发了定性及定量的研究方法。自画像是玛考文发展的画人测验的 3 个元素里的其中一个。通过自画像，咨询师能更清晰地领会来访者是如何看待自己的（图 4-2 为人像 / 自画像的一个例子）。

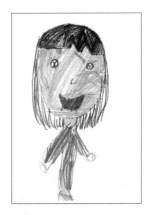

图 4-2　人像 / 自画像

执行指南

（1）咨询师把一张 A4 白纸、一盒彩色铅笔、一盒水彩笔及一盒彩色蜡笔放在桌子上，并邀请来访者就座。

（2）在来访者就座后，咨询师邀请来访者画人像 / 自画像。

（3）咨询师应向来访者说明他 / 她可以根据自己的意愿绘画。

（4）咨询师不需要加入其他指导语，目的是让来访者自由地决定如何绘画。这样可以避免对来访者施加任何限制，从而阻碍来访者投射出内心的感受。

（5）有些来访者可能会对绘画的内容产生疑问，面对这些问题，咨询师应重申来访者可以自由选择如何绘画。

（6）有些来访者会提出自己不懂绘画，不知道自己画得好不好。遇到有这种想法的来访者，咨询师应该向来访者说明这不是一项艺术能力测试，只要尽力画就可以了（Weiner & Greene, 2007）。

（7）咨询师提醒来访者可以自由绘画，即使画作非常简单（如：火柴人）或者不完整（如：人像只画了头和肩膀）。咨询师可以从不同的画作及治疗对话里得到有关来访者的宝贵信息。

（8）除非来访者向咨询师提问，否则咨询师在来访者绘画时必须保持沉默，直到来访者完成绘画。

（9）完成绘画后，咨询师与来访者开展治疗对话（详见第 6 章）。

房树人

背景介绍

房树人的发展时间与画人测验相近——在 20 世纪 40 年代末期，房树人的应用目的是以非侵入性的方式评估儿童及青少年的心理状况。房树人由巴克于 1948 年提出，以更广泛的范围评估来访者的心理状态，包括来访者对自己的看法（也可以用人像 / 自画像来评估）以及来访者与其家庭的互动。因此，房树人很快成为临床心理学家当中流行的评估工具，并成为排名第四的常用的人格或行为测量方法（Camara, Nathan & Puente, 2000; Hogan, 2005），以及排名第六的常用的儿童人格评估工具（Cashel, 2002）。

房树人中的房子、树和人有着独特的用途，它们代表着与来访者息息相关的 3 个方面。韦纳和格林（Weiner & Greene, 2007）假设房树人中的"房"代表了来访者对他 / 她的家庭及与其互动的感觉及看法。"树"代表来访者对他 / 她的母亲或生命中的母亲形象的感觉及看法。"人"则视乎作画者所画的人的数量，代表了来访者自己和 / 或来访者生命中的重要他人。通过观察来访者所画的人，咨询师可以了解来访者心目中的自己或 / 和其他生命中的重要他人。有些情况下，人像的绘画可能代表希望其他人如何看待他 / 她（Weiner & Greene, 2007）。房树人中人像及符号的意义可在治疗对话的帮助下得以全面了解（图 4-3 为房树人的一个例子）。

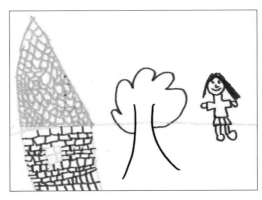

图 4-3　房树人

执行指南

执行步骤与人像 / 自画像的执行指南基本相同，以下两点需特别注意：

（1）"房""树""人"三个元素必须画在同一张纸上。

（2）有时候，来访者可能会省略"房""树""人"中的一个或几个元素。咨询师可待来访者完成画作后，询问来访者是否确定已经完成画作，可以问："我刚才请你画的有房子、有树、有人的画，是不是已经完成了？"如果来访者的答案是肯定的，测试就结束了。如果他 / 她恍然发现自己少画了某些元素，则可以依照他 / 她的意愿加上。

过去 - 现在 - 将来

背景介绍

过去 - 现在 - 将来（Past-Present-Future，PPF）的应用是基于一个理性的推断：会积极展望未来的来访者，很可能已从他 / 她的创伤经历中逐步复原。过去 - 现在 - 将来的主要功能是在治疗过程快结束时，追踪来访者在治疗当中取得的进展，以评估是否适合终止治疗。如果在来访者的画中，描绘"将来"的画面比"过去"更正面，而描绘"现在"的画面比"过去"显示出更强的安全感与自信心，就可能说明治疗是有进展的。除了在评估上的应用外，过去 - 现在 - 将来也有帮助来访者康复的作用，因为它可用来强化来访者的治疗进度。通过从治疗开展以来的治疗对话，来访者能逐步看见自己的进步。当来访者看见蜕变的自己，他 / 她的自信心自然得以提升。

　　尽管过去 - 现在 - 将来的疗效仍然缺乏相关的研究和科学证据，我还是决定在这一章加入这个我认为非常有价值的治疗工具，以提供给咨询师一个有效的评估渠道，并加强来访者对治疗进度的觉察。通过我多年的临床经验，尤其是在与受创伤的儿童进行心理治疗时，过去 - 现在 - 将来驱动儿童创伤康复的效果并不逊色于另外两种投射绘画方法（人像 / 自画像和房树人）（图 4-4 是过去 - 现在 - 将来的一个例子）。

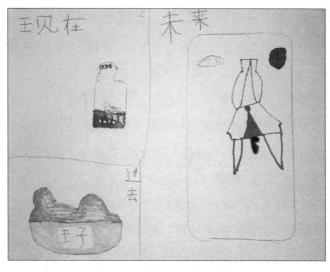

图 4-4　过去 - 现在 - 将来

执行指南

执行步骤与人像／自画像的执行指南基本相同，以下两点需特别注意：

（1）有时候，来访者可能会省略"过去""现在""将来"中的一个或几个元素。咨询师只须在来访者表示完成的时候重复说明相关主题，确认来访者已经完成即可。

（2）咨询师应谨记，过去－现在－将来的画作里会包含更多可能的绘画元素（与人像／自画像和房树人相比）。建议咨询师让来访者自由地画他／她认为符合此主题的任何东西（咨询师不应打断来访者的绘画过程），只要来访者可以在治疗对话期间，叙述他／她所画的东西即可。

绘画分析

前文提到，咨询师可通过来访者的画作获得 3 种信息：结构数据、主题数据和行为数据，我现在对这三部分进行更深入的讲解。

结构数据

此部分主要以分析来访者画作中的符号及特征为主。咨询师应谨记一切治疗的决定都需要顾及 3 种信息，因为很多绘画里的符号及特征都需要通过分析，才能确认其代表的意思。同一个符号可能蕴含了多种意思，在两个不同的来访者身上也可以呈现截然不同的意思。此外，一种形式的信息的获取有时需要依赖另一种形式的信息，例如，咨询师可能需要邀请来访者描述所画的东西（主题数据）以获得结构数据。因此，我强烈建议咨询师通过与来访者的面谈、治疗对话、与家人／照顾者的面谈，以及观察来访者的行为来分析来访者画作中的含意。同时，作为咨询师，我们必须时刻提醒自己，要从儿童来访者的角度来看他／她的画作，而不是从成年人的角度对来访者的图画妄下判断或做逻辑性的解释。

　　咨询师除了要在治疗小节期间对来访者的画作进行分析，也需要在小节以后进一步分析。由于治疗小节时间有限，咨询师很难在治疗小节的过程中对画作进行深入分析，因此，我建议咨询师于小节中对画作进行初步分析，再在小节以后进行更深入的研究（咨询师需谨记，待来访者完成整幅画作后才开始与其开展治疗对话）。来访者在场的时候，建议咨询师不要专注于对画作的分析，而是通过画作与来访者探讨"画中的话"。为了达到这个目的，我建议咨询师以充满好奇心的语调去请来访者描述他／她的画作，并借此机会辨别任何值得注意的符号或特征。然而，我强烈建议咨询师避免对画里的符号贴标签或施加批判。正如我反复强调的：一幅画就像一幅地图，咨询师和来访者的治疗对话才是他们共同携手走进来访者内心的道路，如果一个人看了一幅巴黎地图就说自己去过巴黎，那是一件很可笑的事。如果一名心理咨询师看了来访者的画作便单凭投射符号做"暴力解读"，那是一件极为可悲的事。作为一个专业助人者，我们不一定能够时刻帮到来访者，然而，"不伤害"三个字，永远必须被视为第一天条，没有任何东西可以逾越它的价值。表 4-1 为我建议使用的"探讨"来访者的画作的方式。

表 4-1　分析来访者画作的例子

建议的方法	原因
"这幅画很特别呢！你可以告诉我画了什么吗？"	显示出咨询师欣赏来访者的画，以及有好奇心去了解画作当中的内容。
不建议的方法	**原因**
"这幅画很漂亮！这些人好像玩得很开心！他们在玩什么？"	虽然这个问题能显示出咨询师欣赏并有好奇心去了解画中的内容，但咨询师亦很快认定了画中人物在"玩"及"很开心"，这个提问方法是不建议的。

　　咨询师在与来访者的面谈及治疗对话中有充分的时间去"探索"来访者的画作，这能通过来访者对所画的画以及画中元素的描述，或对画进行故事

性的创作得出。

接下来，我会阐述如何解释来访者的画作，以及绘画中常见的符号和特征的可能含意。虽然上面提到的 4 种绘画主题有细微的差别，并且用途略有不同，但是 4 种绘画主题中都有一些特征和符号，它们能显示来访者当下的情绪状态。除了这些一般特征和符号之外，有些特征经常仅出现在其中一种绘画主题中。在解释某种绘画主题的特定符号功能之前，我先介绍一般符号的可能含意。

一般符号和特征的解读

当来访者完成绘画时，咨询师应向来访者确认是否已经完成。从来访者到达治疗室的那一刻开始，到作画的过程中，以及对画作加以补充或者确认绘画完成后和咨询师开展治疗对话时，都是整体评估的过程，咨询师必须仔细观察、用心聆听，并记录下任何不寻常或独有的特征（Weiner & Greene, 2007；Wong 2019）。然后，咨询师可观察各幅画作里的一般符号和特征。我再次提醒咨询师这里所述的符号和特征的分析只能做参考，绝不可以一一对应地塞进每一幅画里，因为这种僵化的手法对达成咨询目标不仅毫无作用，而且欠缺灵活性，最大的问题是有可能伤害来访者，所以我鼓励咨询师从与来访者的非语言互动、治疗对话、与家人 / 照顾者的面谈以及来访者的行为表现中找出更实在的证据，去确认绘画符号所呈现的参考价值。我发展的叙事绘画治疗，为什么叙事先于治疗，正因为叙事重于绘画。如前所述，来访者的画只是地图，咨访双方的治疗对话才是道路，当彼此携手达到了治疗目标，这才是地域，至此，地图上的标示，才能得到证实。任何只参考绘画符号资料而得出的评估都是不全面的，而且是不可取的。还有一点值得留意的是，在此罗列的只是一部分的符号，有一些同样意义深远的绘画符号可能没有列举在本书中。最后，有些咨询师可能会问：来访者的绘画能力会影响分析结果的信度吗？很多研究者认为（如 Handler, Campbell & Martin, 2004），"绘画能力很少造成对人物绘画分析的误差"。因此，咨询师应假设一些不寻常或有象征性的结构为来访者的感受或情绪的一部分，而不是绘画能力导致的失误。而最重要的还是，一切符号的意义必须从来访者的语言和肢体语言，结合他 /她的这幅画（叙事绘画治疗中统称的三画 / 话）得到印证。每个小节完结后，咨询师可于画作背后写下来访者的姓名、年龄以及绘画的主题（CD、DAP/SP、HTP、PPF）。

一般的绘画特征有以下几种（Weiner & Greene, 2007）：

- 线条的性质——图画包含不同符号 / 特征的线条。
  - 断续或支离破碎的线条。
  - 不寻常地强调或特别轻的线条。
- 画面的主要分布——观察来访者在画纸上的哪个位置绘画。
- 主要图画的大小——观察画纸被图画所覆盖的面积的多少。
- 阴影的表现——观察描绘在人物或对象上的阴影。
- 地平线的表现——观察来访者所画的地平线以及地平线的呈现。
- 不寻常的特征——观察这些特征或结构的呈现。
- 主要符号的省略——观察哪些符号被省略了（如：房树人中省略了"树"、过去 - 现在 - 将来中省略了"过去"）。
- 颜色的应用——观察来访者在绘画中所选取的颜色。

请注意：本书中所有的绘画符号都只供参考。咨询师应谨记治疗对话为治疗过程里最重要和必要的项目。咨询师也需注意，绘画符号的分析并不适宜与来访者讨论，这些分析只能作为咨询师自己的参考。持续的评估和配合其他相关评估工具的使用也是必需的。表 4-2 显示了绘画中一般符号和特征的分析。

表 4-2　绘画中一般符号和特征的分析

符号 / 特征	可能的意义
线条的性质	
断续或支离破碎的线条	• 来访者可能有脆弱、受伤或面临挑战的感觉。 • 来访者可能容易受到情绪困扰并对父母 / 照顾者有高度的依赖。 • 来访者可能感到忧虑或恐惧。 • 来访者通常处于服从的状态。
不寻常地用力强调的线条	• 来访者可能具有果断、大胆或自我肯定的个性。 • 来访者可能有固执、具侵略性（甚至攻击性）或脾气暴躁的特质。
特别轻的线条	• 来访者可能有优柔寡断、恐惧或胆怯的特质。 • 来访者可能感到不安全，并容易贬低自己。
图画的位置	
纸的下方	• 来访者可能感到自信心低或心身能量较低。
纸的上方	• 来访者可能比较自信、自我肯定。 • 来访者可能有志气、欲望强。
纸的正中	• 来访者可能缺乏安全感，或有严谨固执的倾向。
纸的边缘	• 来访者缺乏安全感、自我否定。 • 来访者可能需要外部支持、害怕独立、逃避新尝试或未能适应新环境。
画面的主要大小	
画面大	• 来访者可能有自我中心、具攻击性或情绪化的特质。 • 可能来自因内心的无力感而投射出的防御机制。
画出纸外	• 来访者可能有时感到难以自我控制。 • 来访者可能因隐藏自卑感而显得自大。
画面小	• 来访者可能胆怯内向，甚至自我评价低或退缩（视乎画面小的程度）。 • 来访者可能感到缺乏安全感、情绪低落。 • 以上的推断可从来访者绘画的位置（图画在纸的下方或边缘）得到进一步的确认。
涂抹或阴影的绘画	
涂抹 / 阴影	• 如果来访者在对象或人像上来回涂抹或画上阴影，来访者可能感到非常焦虑不安。

（续表）

符号 / 特征	可能的意义
地平线的绘画	
地平线	<ul><li>来访者可能渴求安全感。</li><li>来访者可能渴求别人的赞许或认同。</li><li>来访者可能有脚踏实地的特质。</li></ul>
其他不寻常特征的绘画	
不寻常的特征	<ul><li>咨询师需通过与来访者的面谈，记录并主动询问来访者有关这些不寻常特征的意思。</li></ul>
关键特征的遗漏	
关键特征的遗漏	<ul><li>在确认来访者已完成画作的前提下，咨询师需记录任何被遗漏的关键特征。不同特征的遗漏有着不同的含意。</li></ul>
颜色的运用	
过度使用颜色	<ul><li>如果来访者在画作的 50% 以上均使用同一种颜色（水彩笔、蜡笔或彩色铅笔），咨询师可参考表 4-3。</li></ul>
颜色种类的使用	<ul><li>如来访者的画作选用不多于两种颜色，来访者可能有淡漠和不欢迎的态度。</li><li>如来访者的画作选用 3~5 种颜色，乃属大多数人的选择。</li><li>如来访者的画作选用多于 5 种颜色，来访者可能有脾气急躁和冲动的特质。</li></ul>

表 4-3　绘画颜色运用的可能含意

颜色	可能含意
红色	来访者可能感到愤怒
黄色	来访者可能表现幼稚
橙色	来访者可能对人过分热情
蓝色 / 绿色	来访者可能自我控制、自我规范
黑色	来访者可能刻意控制自己的情绪
褐色	来访者可能表现内向

特定符号和特征的解读

在对一般符号和特征进行评估和记录后，咨询师可进而对不同主题的画作的特定符号和特征进行分析。再次提醒咨询师，下列的符号和特征分析列表未必适用于所有来访者的画作，咨询师可寻求更多确定性指标以支持画作特征的分析，并通过与来访者的面谈、治疗对话、与家人 / 照顾者的面谈以及对来访者行为的观察进行更深入的分析。在此再一次强调：因以下列表不能收录所有符号及特征的含意，任何纯粹通过画作特征分析所得出的结论都是不建议的。接下来，我分别介绍代表 4 个绘画主题的符号特征及属性。

1. **合作家庭图**。合作家庭图的特点，在于自由创作，一家人在一起是各画各的，还是互相补充或互相干扰？如果互相补充，是谁主动？被补充的家庭成员有什么反应？如果互相干扰，又是怎么样的互动呢？在"合作家庭图"活动中，一家人之间的互动关系是首要观察对象。至于画中的符号，由于合作家庭图不限内容、包罗万象的广泛性，当中涉及的特征分析和以下的人像 / 自画像，房树人和过去 - 现在 - 将来是一致的。符号和特征分析请参考表 4-4、表 4-5 和表 4-6。合作家庭图样例见图 4-5 和图 4-6。

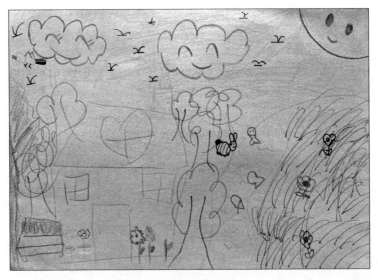

图 4-5　合作家庭图样例 1

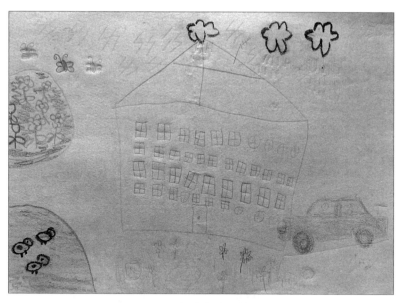

图 4-6　合作家庭图样例 2

2. **人像 / 自画像**。在评估来访者的人像 / 自画像时，咨询师应注意一系列的特征和符号。考虑画作中人像的双重可能含意尤其重要：画作中所绘的自我有着描绘实际自我和理想自我的两种分析方向（Weiner & Greene, 2007）。咨询师可通过对画作的细心评估以及聆听来访者的陈述后决定采用哪一种解读方向。有关人像 / 自画像的特定符号和特征分析请参考表 4-4。人像 / 自画像样例见图 4-7、图 4-8、图 4-9 和图 4-10。

表 4-4　人像 / 自画像的特定符号和特征分析

符号 / 特征	可能的意义
人像的一般特征	
松散的人体结构（如：头和身体无法连接、手臂和肩膀无法连接、腿和腰无法连接）（Weiner & Greene, 2007）	• 来访者可能有脆弱或无力感。 • 来访者可能更容易受到创伤并对父母 / 照顾者有高度的依赖。 • 来访者可能感到忧虑或恐惧。 • 来访者通常处于服从状态并难以掌控自己的生活。

（续表）

符号 / 特征	可能的意义
高大的人像 （Weiner & Greene, 2007）	• 如果人像投射现实自我——来访者可能自视为强壮、有能力和重要的人物，有自信。 • 如果人像投射理想自我——来访者可能自视无能、软弱或处于弱势、自信心低。 • 咨询师应区分这是来访者的现实自我还是理想自我。 • 可尝试从人像的庞大特征做分析（如：过大的手臂或脚），这些特征在理想自我中更容易出现。 • 咨询师应用绘画的行为数据及专题数据、与来访者的面谈及治疗对话去做出区分。 • 咨询师必须准确地做出上述区分，因为这将对来访者的治疗计划有深远的影响。
矮小的人像	• 如果人像投射现实自我——来访者可能自视为软弱、无能和不重要的人物，自尊心低。 • 矮小的人像很少为来访者的理想自我的投射，如没有很强的证据证实所画为理想自我，咨询师应视所画的人像为来访者的现实自我。
火柴人 / 漫画 / 过分抽象的人像	• 这些特征有可能是来访者的防御机制作为掩饰内在感受的呈现。 • 来访者可能倾向于隐藏自己的情感及想法，不愿意暴露真我。 • 来访者可能对绘画或整个治疗小节表现敷衍（甚至不合作）。 • 可能是不成熟的表现。 • 在某些情况下，来访者可能只是特别喜欢画漫画。
倾斜的人像（倾斜角度大于 15 度）	• 来访者可能感到缺乏安全感和心理失衡。 • 来访者可能处于情绪波动的状态。
人像只包含头部和脖子 / 只有上半身的半身像	• 来访者可能自我意识模糊或感到迷失方向。 • 来访者可能倾向于注重精神生活。
侧面的人像	• 来访者可能希望隐藏自己的另一面（来访者感到软弱或不愿意被看到的一面）。
背面的人像	• 来访者可能不敢面对现实、真我，或有羞耻感。 • 来访者的防御机制作为掩饰真我的呈现。
任何涂黑的部分	• 这部分可能是来访者希望强调的部分。 • 咨询师应参考被强调部分的符号分析。

（续表）

符号／特征	可能的意义
将整个人像涂掉／将人像的部分涂掉	● 来访者可能感到非常困扰、自我否定甚或对他人产生憎恨。 ● 来访者很可能有非常负面的自我形象。
性别的区分	
人像缺乏性别的区分（Weiner & Greene, 2007）	● 来访者可能对性别认同感到困惑、不确定或困扰。 ● 如果在与来访者面谈期间与其进行性别上的讨论时，与画作中呈现的状况吻合，咨询师可朝这个方向探索。 ● 例如，当咨询师问："这是男孩还是女孩？"来访者回答"我不知道"或"我不确定"，咨询师可以循着来访者的性别认同深入探究。
人像的头部	
大的头部	● 如果人像投射现实自我——来访者可能对个人的智慧、思考能力比较自信。 ● 如果人像投射理想自我——来访者可能对个人的智慧、思考能力不自信。 ● 在对现实自我和理想自我的头部进行辨别时，咨询师可留意头部的大小，理想自我的头部通常会比一般的更大。 ● 我亦建议咨询师应用绘画的行为数据及主题数据、与来访者的面谈及治疗对话做出更确切的区分。
小的头部	● 如果人像投射现实自我——来访者可能对个人的智力、社交能力感到困惑。来访者亦可能有人际关系上的问题。 ● 小的头部很少为来访者的理想自我的投射，如没有很强的证据证实所画为理想自我，咨询师应视所画的人像为来访者的现实自我。 ● 咨询师需留意人像的头部和身体的比例。如果头部与身体比例小于 1/5，来访者有可能曾经受到性虐待或过度依赖。
人像的头发	
一笔一画地描绘头发	● 来访者可能有一丝不苟追求完美的特质。
过分浓密的头发	● 来访者可能感到烦恼，并显示出厌烦或受刺激。
没有头发的女性	● 来访者可能在性别认同上出现问题。

（续表）

符号／特征	可能的意义
混乱、怒发冲冠	● 来访者可能充满愤怒或相关的感受。
头发遮掩面部	● 来访者可能感到悲伤或充满负面的想法（甚至可能存在自杀倾向），须留意掩盖程度。
主要面部特征	
五官的遗漏	● 来访者可能倾向于逃避社交沟通。 ● 来访者可能对适应新环境感到困扰。
模糊的五官	● 可能是来访者的防御机制作为掩饰恐惧或悲伤的呈现。
过分强调五官	● 可能是来访者的防御机制作为掩饰无力感或自卑感而呈现的强势表现。
人像的面部表情	● 人像的面部表情可能为来访者当下情绪的表现。
人像的眼睛	
目光向右	● 来访者可能展望未来。
目光向左	● 来访者可能停留在过去，通常出于过去仍未解决的问题。
斜视／不协调的目光方向	● 来访者可能对身边的人产生猜忌、妄想。
眼睛遗漏眼珠	● 来访者可能缺乏生命焦点或方向不清晰。
大眼睛	● 来访者可能感到有随时警觉的需要。 ● 来访者可能性格外向和感性。
小眼睛	● 来访者可能有内向和自我中心的特质。
人像的耳朵	
大耳朵	● 来访者可能处于被审视／被评判的警戒状态。 ● 来访者可能对别人的批评很敏感。
小耳朵	● 来访者可能对别人的批评感到麻木。
竖起的耳朵	● 来访者可能特别留意周遭的环境。 ● 亦可代表来访者在日常生活中经常受到审视。
人像的鼻子	
强调鼻子	● 来访者可能有攻击性或权力欲。
人像的嘴巴	
强调嘴巴	● 来访者可能渴求爱和关注。 ● 来访者可能擅长语言沟通或爱说话。
强调嘴唇	● 来访者可能有女性化、渴求被吸引的特质。

（续表）

符号 / 特征	可能的意义
人像遗漏嘴巴	<ul><li>来访者可能感到悲伤。</li><li>来访者可能不擅长语言沟通。</li><li>来访者可能有"有口难言"的无奈感。</li></ul>
人像的脖子	
粗而短的脖子	<ul><li>来访者可能有冲动、固执、攻击性或粗暴的特质。</li></ul>
长脖子	<ul><li>来访者可能有志气，期望有个人成就。</li><li>来访者可能有较强的依赖性。</li></ul>
特别细的脖子	<ul><li>来访者可能感到不快乐或对某些事情感到沮丧。</li><li>来访者可能感到受制于环境。</li></ul>
特别僵硬的脖子	<ul><li>这个特征通常由来访者对脖子"僵硬"或"不能动"的形容而推断出来。</li><li>这个特征可能反映了来访者人际关系的问题。</li></ul>
人像的肩膀	
强调肩膀 / 肩膀上的涂擦	<ul><li>来访者可能承受着很多压力。</li></ul>
方形的肩膀	<ul><li>来访者可能有侵略性或攻击性。</li><li>如果女性人像呈现出方形肩膀，可能表示来访者长期背负重任或有争强好胜的特质。</li></ul>
小肩膀	<ul><li>来访者可能有自卑感，感到无力或无能。</li></ul>
人像的四肢	
不对称的手臂	<ul><li>来访者可能感到身心不平衡。</li></ul>
手臂举起呈投降的姿势	<ul><li>来访者可能感到对面前的困难无计可施。</li></ul>
手的遗漏 / 手的掩饰——放进口袋或放在背后（Weiner & Greene, 2007）	<ul><li>来访者可能感到无助或无法面对当下的问题，来访者倾向于内向。</li><li>来访者可能对之前所做的事情感到内疚。</li><li>来访者可能对与别人的亲密接触感到焦虑，或对接触别人或被别人接触感到厌恶（Weiner & Greene, 2007）。</li><li>来访者可能不信任或猜疑别人，以手作为自我防卫。</li><li>咨询师需留意有些来访者（尤其是儿童）会对画手感到困难，因此选择不画手。咨询师可以邀请来访者在另外一张纸上画手对此做出评估。如果来访者在另外一张纸上能够成功画手，来访者的画作就应被归类为遗漏手的人像。</li></ul>

（续表）

符号／特征	可能的意义
手握拳头	• 来访者可能有愤怒感。 • 来访者可能有攻击性或暴力倾向。
肌肉型手臂	• 来访者可能有攻击性、侵略性，脾气暴躁。 • 如果过分强调手臂肌肉，表示来访者有强烈控制周遭环境的欲望，或强迫别人迎合自己的需要。
长而壮的手臂	• 来访者可能有雄心万丈、坐言起行的特质。
短手臂	• 来访者可能缺乏自信心、动力或行动力。
长腿	• 来访者可能有强烈的独立自主的诉求。
大脚	• 来访者可能需要安全感。 • 来访者可能感到在周遭环境需要有立足之地。
小脚	• 来访者可能对自己的能力缺乏安全感和自信心。
不对称的腿	• 来访者可能感到缺乏稳定感。
腿的遗漏	• 来访者可能感到缺乏支持和寸步难行。 • 来访者可能受性方面的困扰。
脚的遗漏	• 来访者可能感到缺乏稳定感。 • 来访者可能感到迷失和不知何去何从。 • 来访者倾向于退缩和依赖。
阴影的绘画	
一般的阴影绘画	• 来访者可能感到忧郁、悲伤或焦虑。
人像脸上的阴影	• 来访者可能有较低的自我形象和自信心。
人像手臂下的阴影	• 来访者可能有攻击性或暴力倾向。
人像的衣饰特征	
强调纽扣	• 来访者可能过分依赖别人或幼稚。
口袋的绘画	• 在比较成熟的来访者（一般10岁或以上）中，这个特征可能表示来访者正在独立自主和依赖父母之间挣扎。
鞋子上的细节	• 如果来访者画了鞋带，可能感到不安全或不稳定。 • 如果来访者画了高跟鞋，可能代表来访者女性化的特质。 • 如来访者画了靴子，可能代表来访者注重规则。
皮包的绘画	• 来访者可能渴求经济稳定或有特别强的金钱意识。
强调手表／首饰等配件	• 来访者可能注重自身的外在形象。

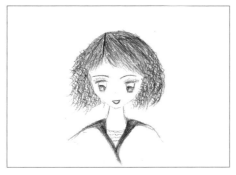

图 4-7 人像 / 自画像样例 1

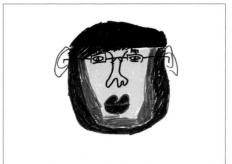

图 4-8 人像 / 自画像样例 2

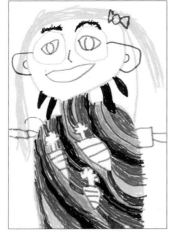

图 4-9 人像 / 自画像样例 3

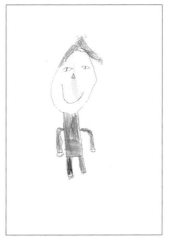

图 4-10 人像 / 自画像样例 4

3. **房树人**。部分人像 / 自画像的指南亦可应用于房树人的分析。与人像 / 自画像相似的地方是，房树人的绘画可解读为来访者的实际的原生家庭或理想的原生家庭。房树人的人像可代表来访者现实中的自己、理想中的自己或来访者生命中重要的人。同样，除了对画作进行分析，咨询师需要通过与来访者面谈获取更多重要信息。另外，由于房树人所包含的符号较多，在分析画作前，咨询师可先邀请来访者描述画作，再做分析。最后，如果房树人中的人像绘画清晰，咨询师可参考人像 / 自画像的指南对人像进行分析。有关房树人的特定符号和特征分析请参考表 4-5。房树人样例见图 4-11、图 4-12、图 4-13 和图 4-14。

表 4-5　房树人的特定符号和特征分析

符号 / 特征	可能的意义
房屋的一般特征	
线条断续的房屋	• 来访者可能在经历生命的重整期或处于创伤康复的过程中。 • 来访者可能对生命感到迷失。有些来访者也会伴随价值观或思想的改变。 • 另外，来访者亦有可能感到家庭是脆弱的，在遇到问题时难以提供支持。
受损或破烂的房屋	• 来访者可能对认识自己的优势感到困难。 • 来访者可能感到自我形象破损。 • 来访者可能感到家庭成员间的关系破损。
房屋的门	
小门 / 没有门把的门	• 来访者可能处于猜疑状态、不信任他人。 • 来访者可能感到难以对他人说出自己的情绪和感受。
矮门	• 来访者看似是开放的，但只以表面的方式讨论他 / 她的感受和情绪。 • 来访者可能会对别人产生不信任感，并害怕与别人分享他 / 她的情绪。
侧门	• 来访者可能有逃离家庭的倾向，或渴望暂时离开家庭。
门的遗漏	• 来访者可能缺乏安全感并感到有防御的需要。 • 来访者可能很保护个人空间，不容别人越雷池半步。
房屋的窗户	
十字窗的绘画	• 来访者可能不愿意与别人沟通。
没有窗花的窗户	• 来访者可能是开放的，并愿意说出内心的感受、想法和情绪。
半圆 / 圆形的窗户	• 来访者可能有女性化的特质。 • 有时候，这个特征表示来访者有丰富的创意和想象力。
百叶窗 / 布窗帘	• 来访者可能感到悲伤、忧郁。 • 来访者可能对与人沟通交流感到不确定或害怕。
很多窗户	• 来访者可能极度渴望沟通。

（续表）

符号 / 特征	可能的意义
没有窗户	● 来访者可能害怕再次受到创伤，或对与人沟通交流感到不确定。
房屋的屋顶	
屋顶的排瓦	● 来访者可能富有创意和想象力。 ● 来访者可能是注重思考的。
黑色的屋顶	● 来访者可能内心充满沉重感、忧郁或正经历情绪问题。
交织十字的屋顶（由直线和横线组成）	● 来访者可能承受激烈的内在矛盾或对生命中的问题感到困惑。
网状的屋顶（由斜线组成）	● 来访者可能对自己所做的事感到内疚。 ● 来访者可能正企图控制自己的幻想。
房屋的烟囱	
有烟的烟囱	● 来访者可能在宣泄他 / 她的愤怒。
无烟的烟囱	● 来访者可能有难以宣泄或表达的愤怒。
台阶、栅栏和动物的绘画	
门前的台阶	● 来访者可能谨慎地让别人进入其内心世界。
栅栏	● 来访者可能缺乏安全感。 ● 来访者可能猜疑和不信任别人。 ● 这个特征可能是防御机制的表现，来访者可能害怕别人侵犯他 / 她的隐私或拥有的东西。
动物 / 宠物	● 动物 / 宠物象征着来访者的原始动力。 ● 这个特征可能代表来访者拥有处理问题的内在力量。
天空的绘画	
太阳	● 太阳象征着父亲形象。 ● 包含太阳的绘画可能代表来访者对父亲形象的尊敬或依恋。 ● 绘画太阳也可能表示来访者在生命中渴望温暖和爱。
星星	● 来访者可能有孤独感或离弃感。
月亮	● 来访者可能感到忧郁。
浮云	● 来访者可能因生活中的问题感到不知所措。 ● 来访者可能对生命中的问题感到担忧或焦虑。 ● 来访者可能为处理困难感到无力或无能。

（续表）

符号／特征	可能的意义
雪	<li>来访者可能显得很冷淡和疏离。</li><li>来访者可能对未来感到绝望、悲观。</li><li>来访者可能感到缺乏生命力、缺乏爱及能量较低。</li>
雨	<li>来访者可能情绪低落或因生活中的问题感到不知所措。</li>
植物和动物的绘画	
花朵	<li>来访者可能渴求爱。</li><li>来访者可能渴望他人的陪伴及关爱。</li><li>可能表示来访者对美的追求。</li>
蝴蝶	<li>来访者可能渴求难以企及的爱。</li><li>来访者可能有幻想（甚至脱离现实的想法）。</li>
树的一般特征	
树的位置	<li>在房树人中的树象征着母亲形象。</li><li>如果来访者在纸张的中间画树，可能代表来访者重视母亲形象。</li>
树的大小	<li>大树可能表示来访者视母亲形象为强壮的及有保护性的。</li><li>小树可能表示来访者视母亲形象为弱小的或不能起到保护作用的。</li><li>如果没有画树，咨询师应多加留意来访者与母亲的关系。</li>
树干上的树洞或年轮	<li>这个特征可能代表来访者能感受到母亲受创伤所带来的痛苦。</li><li>也可能表示来访者与他／她的母亲形象发生了冲突而造成创伤。</li>
树冠的形状	<li>树冠上呈现的重复的圆形涂擦可能表示来访者感觉母亲形象正处于困惑或混乱的状态，导致母亲形象的能量被困。</li><li>三角树冠可能代表来访者感觉母亲形象为具有攻击性或过度要求的。</li>
其他特征	<li>咨询师需留意代表来访者与母亲形象的关系的好与坏的一些特征。</li><li>例如： ○ 倾斜的树干 ○ 小树干</li>

（续表）

符号 / 特征	可能的意义
其他特征	○ 下垂的树枝 ○ 非常密集，树枝相交形成一个无序的网状结构 ○ 向上生长的树枝 ○ 折断或被截断的树枝 ○ 长在树上的藤蔓 ○ 昆虫或动物居住在树上 / 对树造成侵略或滋养 ● 由于对上述特征的分析方向范围广泛，我建议咨询师通过与来访者的面谈和治疗对话获得正确的分析。
人的一般特征	
人像的大小	● 如果来访者描述所画的人像为他 / 她的家庭，画作中最高或大的人像通常表示家庭里的决策者。处于中间或其他人像前面的人像亦需要被留意。 ● 通过量度人像的大小，咨询师可以获得有关在来访者心目中，家庭中谁是主要人物的信息。 ● 治疗师亦可借此了解来访者在其家庭中的位置和角色，以及辨别来访者感觉在家人眼里是否被喜欢或被关心。
人像之间的距离	● 如果来访者描述所画的人像为他 / 她的家庭，咨询师就需要评估人像之间的距离。 ● 如果所画的人像（包括代表来访者自己的人像）亲密地站在一起，这可能表示来访者的家庭正处于和睦相处的状态。 ● 如果除来访者以外，其他人像都站得很近，这可能表示来访者感觉自己正被家庭孤立或不被喜欢。 ● 如果画作中的所有人像都离得很远，这可能表示来访者的家庭成员彼此疏离、互相不信任或可能发生矛盾。
耳朵的绘画	● 如果来访者描述所画的人像为他 / 她的家庭，咨询师就需要留意耳朵的绘画。 ● 如果所有的人像都遗漏了耳朵，这可能表示来访者的家庭间缺乏互动及沟通。
人物的遗漏	● 如果来访者描述所画的人像为他 / 她的家庭，没有画出来的家庭成员可能代表来访者对此家庭成员的不喜欢、不信任或感到不确定。

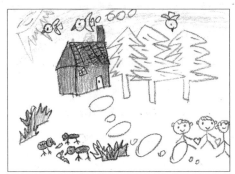

图 4-11 房树人样例 1

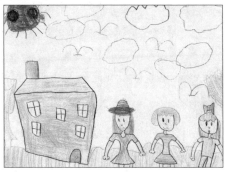

图 4-12 房树人样例 2

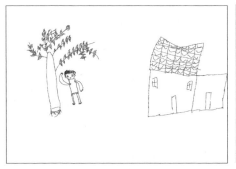

图 4-13 房树人样例 3

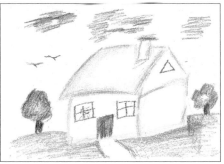

图 4-14 房树人样例 4

4. **过去－现在－将来**。在分析过去－现在－将来的绘画时，咨询师同样
   需要辨别来访者所画的是"理想的过去"或"现实的过去"，和"理想
   的现在"或"现实的现在"。对于"将来"并没有这个区分，但咨询师
   可以从画作中辨别究竟来访者所画的"将来"是否过分地乐观或悲观。
   由于过去－现在－将来中所包含的符号及人像会更多，来访者的画作
   中经常出现的共同特征较少。因此，在解读过去－现在－将来时，咨
   询师应适当地应用人像/自画像及房树人的分析指南（请参考表 4-4
   和表 4-5），或依据来访者在面谈时的描述和解释做出分析。有关过
   去－现在－将来的特定符号和特征分析请参考表 4-6。对过去－现在－
   将来绘画的分析与上述三个绘画主题稍有区别。除了辨别画作中的特

定符号和特征对绘画含意加以分析，过去 – 现在 – 将来的分析会基于对画作的三部分（过去、现在和将来）做对比。咨询师需找出"过去""现在"及"将来"的区别，并找出来访者在治疗期间的进展。咨询师亦可对比来访者在之前治疗小节中绘画的人像／自画像和房树人，特别是一些在不同画作里呈现的共同特征。最后，过去 – 现在 – 将来的分析比人像／自画像和房树人更着重于通过与来访者的交流得出信息。因此，我建议咨询师在对过去 – 现在 – 将来进行分析时做出相应的调整，适当运用与来访者的面谈和治疗对话。"过去 – 现在 – 将来"样例见图 4-15 和图 4-16。

表 4-6　过去 – 现在 – 将来的特定符号和特征分析

用作对比的特征	
来访者对颜色的运用	• 咨询师需对比来访者在"过去""现在"和"将来"部分所运用的颜色。 • 咨询师应记录任何颜色运用的变化（请参考表 4-3）。 • 咨询师应观察来访者是否过度使用某种颜色，并推断此颜色是否只于其中一部分重点运用，还是在三部分都过度地运用。
线条的粗细	• 咨询师需对比"过去""现在""将来"中线条的粗细。 • 咨询师应记录任何笔触的变化（请参考表 4-2 中的"线条的性质"）。
对象或人像的位置和大小	• 同一个对象或人像在画作中呈现三次为普遍的现象（每个部分各呈现一次）。 • 咨询师应留意这些对象和人像在每个部分的大小和呈现的位置。 • 人像的分析可参考表 4-4 的分析指南。
任何代表希望或期望的符号	• 有一些符号象征希望和对未来积极的展望。当这些符号呈现于"现在"或"将来"部分，表示来访者正迈向康复的过程。 • 咨询师可在画作里找出彩虹、宠物或动物（如：马、狗、猫）、笑脸等代表希望的符号。 • 咨询师请参考表 4-4 和表 4-5 中包含正面符号的部分。
人像或对象完整性的改变	• 咨询师需留意任何人像或对象完整性的改变。 • 一些从不完整变成完整的对象或人像代表着进步的过程。 • 咨询师可参考表 4-2 中"线条的性质"部分。

（续表）

用作对比的特征	
减少或减去负面符号	• 有一些符号象征绝望和对未来的负面看法。在"过去"的部分看到负面符号是普遍的。如这些符号在"现在"或"未来"中减少或减去，意味着来访者处于良好的康复进程。 • 咨询师可留意浮云、浓密/散乱的黑发、愤怒/哭泣的表情、握紧的拳头、倾斜的人像等。 • 咨询师请参考表4-4和表4-5中包含负面符号的部分。
其他变化	• 符号和特征之多不能尽录，咨询师需辨别在过去－现在－将来中看到的改变趋势。 • 总而言之，咨询师需留意任何正面和负面符号从"过去"部分的递增或递减。这将是了解来访者进步过程的主要指标。

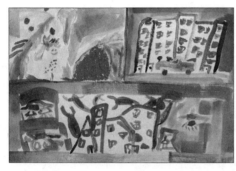
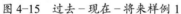
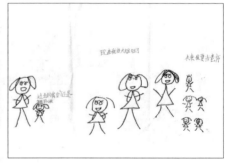

图4-15 过去－现在－将来样例1   图4-16 过去－现在－将来样例2

主题数据

上个部分讨论了从来访者的画作中获得并应用结构数据。结构数据必须结合主题数据和行为数据一起使用才能获得临床价值。接下来，我向咨询师介绍第二种在治疗小节应获取的信息——主题数据。主题数据主要由与来访者的面谈获得，这个部分应在来访者完成绘画，以及咨询师初步观察画作后开展。在实践中，与来访者的面谈将延续至治疗对话中，尽管两个部分分别有着评估和治疗的作用。因此，与来访者的面谈可以被看成是连接评估和治疗过程的过渡。与来访者的面谈所涵盖的内容对于其后开展的治疗对话非常重要。尽管有细微的区别，但 4 个绘画主题的个案面谈方法相似。我会先提供一些个案面谈的一般准则，然后针对不同的绘画主题做出补充。

个案面谈的一般准则

在咨询师初步观察画作后，可邀请来访者介绍所画的内容，以及画中的人像和对象。当来访者介绍完毕，咨询师可开始询问一些引导性问题以协助来访者描述画作。这些引导性问题应具备以下目的：

（1）厘清来访者所画的内容；

（2）探索来访者所画的人像或对象带给他 / 她的情绪和感受。

为了维持来访者对话题的兴趣，建议咨询师在与来访者交谈时使用好奇的语气，并在适当的时候肯定和赞赏来访者付出的努力。

无论来访者画的是哪一个主题的画——合作家庭图、人像 / 自画像、房树人或过去－现在－将来，咨询师的引导性问题应围绕这些部分：

（1）画作中的人像或对象在作画过程中的先后次序；

（2）画作中的人像在做什么；

（3）画作中的人像代表谁；

（4）来访者对所绘人像和对象的感受以及人像或对象的"感受"。

我建议咨询师记录来访者画人像 / 对象的次序，并于面谈过程中与来访者探索，因来访者先画的东西可能代表他 / 她心目中最重要的人或事物。因此，咨询师可在面谈时邀请来访者先描述他 / 她第一个画的人像 / 对象，或他 / 她花最多时间和努力的部分（此方法适用于所有绘画主题）。此外，咨询师需把重点放在来访者对人像 / 对象的感受上，并在来访者表达情绪的部分上加以询问有关这些人像 / 对象为来访者带来的深入感受。最后，来访者描述画作时使用的语气也是值得注意的。咨询师可留意来访者语气的变化，因这是表达情感的一种方式。

虽然个案面谈普遍遵循一个模式，但针对每一个绘画主题也有其独特性。

接下来我将为咨询师提供针对不同绘画主题的个案面谈指南。

不同绘画主题的个案面谈

1. **合作家庭图**。通过三话／画（一家人一起画出来的画、每个人的叙事和肢体语言）了解来访者和家人之间的互动关系，进而带出叙事绘画治疗的"三宝"：来访者及家人的内在力量、外部资源和盼望。

下面举例说明咨询师如何展开有关合作家庭图的治疗对话。

咨询师：我看见刚才是小美第一个下笔的，我可以邀请小美先介绍一下画了什么吗？

来访者：我画了……

咨询师：接着好像是小美妈妈和爸爸同时开始画的，爸爸先说还是妈妈先说呢？

……

咨询师：我刚才留意到小美在画树的时候，妈妈给她在树上加了些苹果，小美感觉怎么样？

来访者：我很高兴，因为妈妈知道我喜欢吃苹果，但是我没说，她就给我画了……

跟进：通过以上的过程，来访者很可能会说出一些重要讯息（如："我就不喜欢爸爸在我的公主身上加这双鞋子，她的鞋子不是这样的，现在看起来可丑了……"），这些陈述可以帮助咨询师了解来访者如何看待家庭成员，以及彼此互动所产生的情绪和感受，甚至明白这些情绪和感受的源头，让家人互相之间更理解对方，说出自己需求的同时明白对方的想法，这种直接沟通对整个疗愈过程起着举足轻重的作用。

完成绘画和叙事后，咨询师可以请来访者一家各自为作品取一个名字，并让他们说出名字背后的意义，然后总结整个小节中所呈现的正面能量，进而带出叙事绘画治疗的"三宝"：来访者及家人的内在力量、外部资源和盼望。这样作为整个治疗的开端，为其后的治疗进展打下坚实的基础，并且对于建立安全感和互信的治疗关系来说，也会更加事半功倍。

2. **人像 / 自画像**。咨询师需要关注的要点：

- 更好地了解来访者如何看待自己。
- 更深入地调查来访者的根源性问题。
- 更好地了解来访者的心理状态和倾向。
- 确定或否定投射符号对来访者画作的分析。
- 了解来访者是否有足够的安全感。

如果需要询问来访者一些更具体的问题，咨询师可以询问画作中人像当下的定位与去向。这种问题有助于确认来访者是否感到安全。例如，如果来访者描述画中人像为"处于一个不认识的透明空间，而人的双脚是碰不着地面的"，这可能表达了来访者缺乏安全感和迷失了生命的方向。咨询师可邀请来访者仔细解释画中一些独特或不寻常的特征，询问画里的人在做什么，所经历的事件带出的感受、想法和行为，以及其他有关来访者的感受的问题。咨询师亦可探索人像的身体部位（如：头、手臂等）的描述，并问一些可跟进来访者感受的问题。

下面举例说明咨询师如何展开有关描述人像身体部位的话题。

咨询师：我看见你先画了眼睛，你可以向我描述一下这个人的眼睛吗？

来访者：嗯……它们是闪闪发亮的。

咨询师：那闪闪发亮的眼睛带给你什么样的感觉呢？闪闪发亮的眼睛又会让你联想到什么呢？比如人、事或物件？

来访者：会想到……很有活力。

咨询师：在什么情况下会让一个人有活力呢？在什么情况下一个人会没有活力呢？有活力会怎么样？没有活力又会怎么样？

跟进：通过以上的过程，来访者很可能会说出一些重要主题（如：这个人/这个身体部分是丑陋的/害羞的/漂亮的/迷惘的/聪明的），这些陈述可以帮助咨询师了解来访者如何看待他/她的生活环境，以至他/她的安全感、方向及自信心。咨询师应先向来访者厘清这些字眼的含义（如：我注意到你刚才多次以"丑陋"描述这个人，"丑陋"对你来说是什么意思呢？）。这些重要主题就是往后治疗小节需要注意的部分。

3. **房树人**。咨询师需要关注的要点：

- 了解来访者如何看待他/她的家庭，以及他/她如何看待自己在家庭中的位置。
- 更深入地了解来访者与其家庭之间的关系，以及家庭成员之间的互动。
- 识别来访者家庭之中对来访者的支持网络/系统。

咨询师可以询问的具体问题包括：画里的人物在做什么、画作的设定（屋子的位置、画作代表的时间、是否代表来访者生命中的某一个阶段）、对于特别或不寻常的特征的解释、画作中对象和人像的感受（尤其是人像、树和房屋的感受），以及跟进来访者对于画作的感受的问题。

咨询师可先让来访者描述不同的对象和人像，再进一步提出问题以跟进来访者的感受。当针对房屋提问时，咨询师可以问："这间房子有多大？里面住了多少人？谁住在里面？谁跟谁住一个房间？"在针对树提问时，咨询师可以问："这棵树是高的还是矮的？这是什么树？树上还有其他东西吗？树里面有住动物或人吗？"最后，针对人提问时，咨询师可以问："这些人是谁呢？这些人像什么？他们有什么心情或感受？"（对于表达能力不足以使自己说出有关感受的儿童，咨询师可以提供选择，比如："他们开心 / 友善 / 愤怒 / 伤心吗？他们在做什么？"）

下面举例说明咨询师组织问题方式。

"假如画里的人、树和房子都有情绪和感受，这个人会有什么感觉？树呢？房子呢？"

"一间大房子让你有什么感觉？如果房子是小的你会有什么感觉呢？住在这房子里面的人，会有什么感觉？对于有人住在里面，房子又有什么感觉？"

"一棵大树会让你有什么感觉？如果你站在这棵树下，会觉得怎么样？树它自己有什么感觉？它知道有人站在它下面会感到怎么样？"

跟进：通过以上的过程，来访者很可能会说出一些重要主题（如：这棵树 / 这座房子是美好的 / 破烂的 / 软弱的 / 强壮的 / 舒适的 / 有敌意的），这些陈述可以帮助咨询师了解来访者如何看待他 / 她的家庭、家庭之间的互动、他 / 她的生活环境，以及任何家庭中可能的支持网络。在下结论之前，咨询师必须先向来访者厘清这些字眼的含义（如：我听见你以"破烂"来形容这间房子，"破烂"对你来说是什么意思呢？）。这些重要主题就是往后的治疗小节需要注重的部分。

4. **过去 – 现在 – 将来**。由于过去 – 现在 – 将来的绘画主题可能包含林林总总的对象和人像，我建议咨询师参考应用于人像 / 自画像和房树人中的一般指南。我相信只要在面谈时专注于来访者的感受（来访者本身的感受以及画作中对象 / 人像的感受），咨询师一定能获得有关来访者的问题和治疗进展的宝贵信息。

总的来说，治疗小节的这个部分是希望以灵活的方式，最高自由度地让咨询师有足够的空间，自然地开展个案面谈，目的是让咨询师能不断根据来访者的反应对对话做出调整。因此，只要能取得所需信息（尤其是有关来访者的感受和情绪的信息），我建议咨询师以最适合自己和来访者的方式进行面谈。在大多数情况下，来访者的情绪和表征问题很容易在面谈之中呈现，我建议咨询师把面谈的内容记录下来（必须得到家人／照顾者的同意），以便往后做更深入的分析。另外，我明白以上的指南并不足以引导咨询师解决所有在治疗当中遇到的问题。如果咨询师在治疗过程中遇到不确定或困难的地方，亦可尝试参考本书第 7 章中的个案范例。最后，咨询师也许会发现 些较年幼的来访者在以言语描述画作和自己的感受时有困难，在这种情况下，咨询师可以为来访者提供一些可供选择的词语协助表达，但必须时刻记住，在应用叙事绘画治疗的时候，咨询师作为陪伴者的定位，只要来访者能够自己表达，就要让他／她自由发挥，而不做没必要的引导。

行为数据

除了结构数据和主题数据，第 3 种信息——行为数据也是在进行治疗时应留意的部分。行为数据可用于评估来访者的现时状态和问题。虽然这种形式的信息的效用与其他两种形式的信息相比更不容易把握，并且往往取决于来访者的情况而有可能瞬间发生变化，然而，只要好好学习、勤于练兵，就能看到我经常说的"来访者身上所呈现的画"。在这里介绍几种常见的来访者的行为分析，对于评估来访者是很有帮助的。表 4-7 详述了这些常见行为，我建议咨询师在整个治疗小节中也重点注意这些行为，无论来访者在进行哪一个主题的绘画，都可能为个案的概念化提供重要信息。

表 4-7　来访者的常见行为及其可能的含义

来访者的行为	可能的含义
• 面部表情	来访者的面部表情可能会提供有关来访者对他 / 她正在画的人像 / 对象的感觉的重要线索。 面部表情也可以反映来访者对治疗过程的整体感受，暗示了来访者对治疗过程的投入程度。
身体表现	
• 揉手指 / 手。 • 双手交叉抱着自己。 • 经常四处张望。 • 绘画时经常望着咨询师。 • 容易被声音滋扰或吓到。 • 绘画时呼吸沉重。 • 在纸张的边缘绘画或涂擦。 • 同时手握多支笔。	可能代表来访者处于焦虑或担忧状态。
• 经常向咨询师获取认同或许可。 • 不愿意让父母 / 照顾者离开治疗室。 • 对对话 / 绘画感到犹豫。	可能代表来访者感到缺乏安全感或不自信。
• 对说出创伤经历感到困难，或不断提及所发生的事情。 • 经常表达恐惧感、无力感和不安全感。 • 在家里或学校做出攻击性行为。 • 不断表现出内疚感，如 "这是我的错，我本可以避免它的发生"。 • 经常梦到自己濒临死亡、被遗弃或受伤。 • 难以集中注意力或回忆事情。 • 在学校遇到困难，如上课难以集中、健忘、逃避社交等。 • 难以入睡或不想在自己的床上睡觉。	可能代表来访者曾经历严重的心理创伤。
• 专注和认真地绘画。	可能代表来访者在治疗过程中是合作 / 投入的。 也可能代表来访者感到安全 / 自由。

（续表）

来访者的行为	可能的含义
● 草率、不小心或以很短的时间完成绘画。	可能代表来访者在治疗过程中不合作/不投入。 也可能代表来访者并不享受绘画。
● 评论自己的绘画。	咨询师应记录任何来访者对自己绘画过程的评论（如："我觉得我画得不是很好"）。

上表罗列的内容有限，咨询师应注意并记录来访者表现出的任何其他行为。当一些行为经常出现或在治疗过程中持续出现，咨询师应对这些行为多加注意。此外，咨询师可通过对来访者的行为进行观察，以辨认来访者是否处于合作和投入的状态，因不合作的来访者的画作可能不一定能反映他们的内在感受。

第 5 章

个案计划及评估

接下来的章节，我将致力以清晰的步骤展示如何应用叙事绘画治疗做个案计划、评估及治疗，包括通过来访者的绘画与叙事，以及咨询师与其开展的治疗对话，加上分析图画中符号的可能含意，全面而深入地了解来访者的状况。在众多案例中，我挑选了受创伤儿童作为例子，是因为儿童的创伤不仅妨碍其个人的健康成长，更影响了他们的家庭和社会的未来。所以，儿童创伤的疗愈，举足轻重，刻不容缓。此外，也因为儿童创伤个案对心理咨询师而言，充满挑战。疗愈过程中必须注意的事项也特别繁多并且重要，因为要做到"不伤害"，就要从细节入手。有见及此，我个人把受创伤儿童作为首要治疗及研究对象，也在此以这个群体为例，巨细无遗地与你分享叙事绘画治疗的疗愈过程。

在本章中，我会先解释创伤疗愈的概念化过程，然后提供有关 8 节治疗计划的基本信息。接着，我会介绍此 8 节治疗计划中的评估要素。最后，我会对此 8 节的前两节做更详细的说明和解释，重点是评估来访者当前的心理状况和收集来访者的背景资料。

疗愈的过程

我所提出的儿童创伤疗愈过程是基于精神分析概念中的潜意识及意识

（请参考第 3 章），以及在来访者把潜意识意识化之后，通过叙事，让人从问题中外化，并一步步走出心灵困局，活出自己期望的人生。因此，为了让叙事绘画治疗达至最佳治疗效果，咨询师应根据来访者个人所经历的心理困扰从而断定个案所受的创伤。这些情绪反应可能于受创伤后被压抑至潜意识之中，因此，拟订治疗计划的主要目标是帮助个案将创伤记忆或情绪从潜意识中带到意识层面，以期把人和事分开，此转化是由许多因素和过程促成的。我鼓励咨询师努力实现这些转化治疗过程，与来访者同行，帮助他们走出困局。表 5-1 为转化过程的重要因素及历程。

表 5-1　创伤转化的重要因素及历程

转化历程 / 因素	转化历程 / 因素的说明及影响
建立互信关系	当来访者对咨询师产生信任，自然更有可能透露自己的内在感受。
	来访者将不会再感到独自面对自己的问题。
	处理受创伤的儿童中常见的无奈感、孤独感及离弃感。
	通过与咨询师建立互信关系，来访者有可能开始一步步建立自己的社交网络，并开始信任身边的人。
提供安全及自由的环境	咨询师帮助来访者建立安全感并提供选择的自由；两者都与受创伤的经历和感受形成鲜明的对比。
	来访者将慢慢感到不再受心理威胁，而是感到放心和安全；这将使来访者更容易向咨询师敞开心扉，抒发情绪。
以绘画方式疏导情绪	绘画这种形式可以让来访者在没有压力的情况下自由地表达自己。
	绘画有效地将来访者压抑到潜意识的情绪及记忆意识化。
	绘画为一种表达情绪的正面方法，通过这种方法，来访者无须再压抑与创伤有关的情绪（如愤怒、恐惧、悲伤等）。
	来访者将以绘画作为疏导情绪的方式，无须通过负面行为表达自己，如打架、侵略、攻击、自我解离等。

（续表）

转化历程 / 因素	转化历程 / 因素的说明及影响
建立自我形象 通过来访者的绘画及叙事，增强内在信念及自信心，带出内在力量 （此为两个相关的转化历程 / 因素）	通过治疗对话，来访者可重塑因为创伤经历而被扭曲的信念系统和核心价值；这将有助于来访者建立个体的身份认同感及自我价值。
	通过来访者的画作（尤其是人像 / 自画像），咨询师可深入地了解来访者是如何看待自己的，并在必要时处理不合理的信念。
	通过强调来访者在图画中展示 / 自我描述的正面思考及认知模式，咨询师可帮助来访者意识到自己的许多长处及其他内在力量，这将有助提升来访者的自信心。
厘清来访者在其家庭及社会中的地位及岗位 识别来访者家庭的支持系统及资源 （此为两个相关的转化历程 / 因素）	通过来访者的画作（特别是房树人），咨询师可深入了解来访者如何看待自己在家庭及社会中的位置。
	咨询师亦可从中了解来访者家庭成员之间的互动，这将有助于识别能帮助或阻碍来访者进步的家庭因素。
	同时，通过来访者的画作及自我描述，咨询师可从中帮助来访者识别家庭中的资源及支持系统，这些可能是来访者康复的关键。
开发洞察情绪的能力	咨询师帮助来访者识别其情绪的来源——创伤所带来的经验。
	这将有助来访者以可控的方式表达自己的情感以及处理创伤经验所引起的问题。
	咨询师可帮助来访者识别与创伤经验相关的负面行为。
	咨询师可帮助来访者明白与创伤相关的行为（如：失禁、闪回、不安、过度警觉等）乃受创伤后自然的反应。这种理解可以减轻来访者因创伤事件而产生的无能感。
开发抗逆力	咨询师可鼓励来访者以健康的方式养成一些抒发情绪的习惯（特别是应对负面情绪的习惯，如欣赏自己及身边的人和事、内观并看见自己的需要、感激自己及重要他人等），以替代压抑的方法。
	咨询师亦可与来访者探讨在未来遇到问题时如何寻求外部资源的帮助，而非独自面对。当来访者逐步重新发现自己的支持系统，就不会再于未来遇到逆境时孤身作战。

在创伤儿童个案中，咨询师、来访者及其家人 / 照顾者是执行上述流程的

3 个主要参与者。我建议咨询师发挥促进者的角色，通过创建上述所需的环境和治疗对话，一步步陪伴来访者走上疗愈之路。此外，咨询师所给予的支持及让人感到安心的存在有助于来访者以非伤害的方式回访创伤经验。通过帮助来访者有效地疏导情绪，以及寻求家庭成员对来访者的支持，咨询师可帮助来访者建立未来面对创伤的抗逆能力。

这个疗愈过程的主角是来访者，通过家庭成员和咨询师提供的支持和帮助，来访者可以表达自己对创伤经验的情感和回忆。另外，通过咨询师的帮助，来访者能建立安全感及强大的自我认同感，并最终通过洞察创伤经历以处理其相关的负面行为。这些帮助有助于来访者今后与他人建立正向关系，并极大地推动治疗的进程。

最后，疗愈过程的协助者是来访者的家人 / 照顾者，这包含所有为来访者提供支持及正面影响的家庭成员及重要他人。他们在疗愈过程中的主要帮助是让来访者不再感到独自面对创伤经验，并在有需要时提供支持。家庭成员对于接纳孩子的情绪反应也很重要，并及时接收他 / 她所发出的值得关注的信息。通过重要他人理解并共同面对受创伤儿童所感受到的孤独感、不安全感和遗弃感，这对整个疗愈过程有极大的帮助。

治疗计划的基本信息及一般准则

下面介绍 8 节受创伤儿童（4—12 岁）的治疗计划，供咨询师参考。该治疗计划需时约 3 个月，每周 1 次，第 1 节 2 小时，第 2~8 节每节 1 小时（会见来访者 45 分钟，其父母或照顾者 15 分钟）。由于受创伤儿童的疗愈很大程度上取决于个人的内在力量与重要他人的支持和参与，在一些治疗小节中，咨询师会与家人 / 照顾者会面，而有一些只与来访者会面。为了促进家庭成员对来访者的支持，咨询师亦会安排一些来访者与家人一起进行的治疗小节。

同时，咨询师有责任评估来访者是否适合本书介绍的治疗方法。为了保障来访者的最大利益，在第 1 节治疗后，咨询师必须决定是否接收来访者为新个案，或是将其转介予其他咨询师或精神科医生。咨询师必须谨记，尽管此治疗模式是为广泛案例而设计的，亦可能不适合有严重精神病症状的患者使用，他们可能需要精神科医生的药物治疗。

如发现难以于 60 分钟的疗程内满足已订立的小节治疗目标（见表 5-2），咨询师应于下一节治疗中继续达成未完成的治疗目标，并对来访者或其家人／照顾者提出可能需增加治疗小节的数量。

在个别情况下，拟定的 8 节治疗可能不足以实现所有关键的治疗目标，并提供完整的疗愈，在这种情况下，建议咨询师把治疗小节从 8 节延伸到 12 节或以上（这将会在第 6 章详细说明）。另一方面，如果个案的疗愈进度非常显著，咨询师可考虑在 8 节治疗完结前提早终止治疗关系。如咨询师认为提早结束治疗关系是最好的处理方案，咨询师必须与来访者及其家人／照顾者商量并获得他们的同意。在各方都同意的前提下，建议咨询师对提前结束的个案直接采用第 8 节的治疗方案，并于治疗关系终止前达成第 8 节的治疗目标。提早结束治疗关系的要求也可由来访者的家人／照顾者提出。咨询师应尊重来访者家人／照顾者的决定，即使咨询师不建议终结个案，也只会陈述自己的专业判断，并争取在终止治疗关系前多进行一节治疗。原因在于有必要提前告知儿童来访者终止治疗的决定，以免造成负面情绪（如无助感或离弃感），甚至造成二次伤害。在得到同意后，咨询师可根据本书第 6 章的方案开展第 8 节治疗。在所有情况下，咨询师应及时让来访者做好结束治疗关系的心理准备，包括让来访者意识到将来会有终止治疗关系的时候。

最后，咨询师有责任以安全及保密的方法处理个案的背景数据、个案记录及画作。此外，建议咨询师在治疗期间保留所有个案的画作及记录，以便追踪个案的进度。

至于咨询内容，建议将每小节的大部分时间用来进行"叙事绘画治疗三部曲"：

（1）制定咨询目标；

（2）邀请来访者画相关图画；

（3）展开治疗对话。

此外，为了提高治疗小节的灵活性以满足不同的个案，只要时间足够完成小节的咨询目标及能够保持小节的主要结构，咨询师应允许来访者选择其喜欢的绘画主题以及谈论他们想说的话题。

期望本章能让咨询师明白个案当下的生活情况及困扰，从而帮助咨询师订立咨询目标并致力达成。本章叙述的小节目标旨在为个案带来最完善的治疗成果，因此期望咨询师能尽量跟随本章所记录的治疗小节顺序进行治疗，并尝试达成建议小节目标（见表 5-2）。然而，这些小节目标只能做参考，咨询师需考虑每位来访者的独特之处及个人需要；咨询师必须力求灵活变通，并只在来访者身上使用适合他/她的重要因素及技巧，并以来访者感到舒适安全的方式展开心理咨询。

表 5-2　8 节治疗的建议目标及内容概要

小节及目标	内容概要
第 1 节：与来访者初次会面 建议小节目标： 1. 接收个案。 2. 与家人/照顾者订立咨询目标。 3. 识别来访者的创伤经历。	咨询师与来访者及其家人/照顾者会面。在"合作家庭图"的活动中观察来访者与家人/照顾者之间的互动。与家人/照顾者交流来访者现时的情况及背景资料，包括来访者的表征问题、现时居住情况、家庭背景、宗教信仰、是否接受过药物或心理治疗、是否有过药物滥用的情况、是否有对自身及他人的伤害行为等。还有最重要的是，咨询师需取得来访者所经历创伤的详情。 ● 强烈建议受创伤的儿童来访者不要参加家人/照顾者与咨询师交流个案现时的情况及背景资料的过程。 ● 完整记录来访者的个人资料并加以保密，以作日后使用。 ● 咨询师需与家人/照顾者解释，将把叙事绘画治疗作为诊断及治疗方法，并于开展治疗前让来访者和家人/照顾者在知情同意书上签字确认。 ● 与家人/照顾者订立咨询目标。

（续表）

小节及目标	内容概要
第2节：建立互信关系 建议小节目标： 1. 与家人/照顾者订立咨询目标。 2. 与来访者建立互信关系。 3. 为来访者提供一个安全、放松且自由的环境开展咨询。 4. 帮助来访者以正向的方式抒发情绪。 5. 探讨导致来访者受情绪困扰的原因。 6. 探讨来访者对自我身份认同的清晰度。 7. 记录来访者于小节中叙述的创伤经历。	在该小节中，咨询师会见来访者并开始建立互信关系。 ● 建立一个安全放松的咨询环境。 ● 在与家人/照顾者提及来访者的话前，必须得到来访者的口头同意。 ● 咨询师需先与来访者建立关系，继而邀请来访者绘画（建议画人像/自画像）。通过对画作及治疗对话的分析，咨询师可找出有关困扰来访者的问题的根源，有助于订立整体的咨询目标。 ● 咨询小节完结前，咨询师需会见家人/照顾者并为个案订立下一个咨询目标。
第3节：治疗进度跟进 建议小节目标： 1. 向来访者本人及其家人/照顾者询问来访者的近况。 2. 向家人/照顾者提供有关创伤的心理教育。	● 咨询师、来访者与家人/照顾者会面，继续开展咨询，并取得来访者的家庭、学校及友侪关系的近况。 ● 建议咨询师为家人/照顾者阐释有关悲伤与创伤的区别，以及来访者受创伤后的反应。
第4节：画房树人 建议小节目标： 1. 帮助来访者建立自我价值及重新寻找他/她于家庭及学校、友侪间的位置。 2. 预备与来访者回访创伤经历（如果来访者准备好谈及这些经历）。 3. 为来访者制订家庭作业，以进一步加强他/她的内在力量和自信心。	● 咨询师通过邀请来访者画房树人，跟进个案的进度。 ● 通过分析画作，咨询师可探讨来访者家庭间的关系及互动，帮助他/她重新发现自己的资源及支持（如：家庭、朋友），以帮助来访者面对创伤。

（续表）

小节及目标	内容概要
第5节：画人像 / 自画像 建议小节目标： 1. 评估治疗进度。 2. 进一步增强来访者的内在力量。	● 在该小节中，建议咨询师先讨论于第4节制订的家庭作业。 ● 邀请来访者画"人像 / 自画像"，通过治疗对话，来访者的内在力量可望进一步增强。 ● 在此阶段，咨询师可对比来访者第2节及第5节的画作，以及来访者于治疗对话中如何就画作进行叙事。 ● 咨询师可借助对比两幅画作，评估治疗目标。
第6节：第二次治疗进度跟进 建议小节目标： 1. 根据家人 / 照顾者的口述报告，评估个案进度。 2. 了解有关来访者的支持系统和身边的重要他人，以探讨来访者可得到的外部资源。	● 咨询师与来访者、家人 / 照顾者会见，并进行第二次的家庭及学校进度跟进。包括取得来访者近期与家庭成员、朋友及老师的关系。 ● 这能进一步识别来访者所拥有的资源及支持系统，有助于来访者康复。
第7节：第二次画房树人 建议小节目标： 1. 让来访者加强对其资源及支持系统的认知及确认。 2. 预备与来访者回访创伤经历（如果来访者准备好谈及这些经历）。 3. 评估咨询进度。	● 咨询师通过邀请来访者画"房树人"，了解来访者与家庭的关系及互动。 ● 在此阶段，咨询师可对比来访者第4节及第7节的画作，评估咨询目标。
第8节：画过去－现在－将来 建议小节目标： 1. 协助来访者找出生活中的渴望和期盼。 2. 邀请家人 / 照顾者或其他重要他人组成"局外见证人"，共同见证来访者于咨询过程中的进步与成长。	● 咨询师邀请来访者画"过去－现在－将来"并开展叙事。 ● 在小节完结前，咨询师将邀请来访者的家人 / 照顾者或其他重要他人一起参与小节。"局外见证人"列举出来访者的正面特质。 ● 通过"局外见证人"的接纳和肯定，帮助来访者加强正面能量和自信心，并建立抗逆能力。 ● "局外见证人"的支持将鼓励来访者持续成长并可望从创伤中康复。

评估和个案计划

投射绘画及治疗对话在心理治疗中同样宝贵和重要，因此，此治疗模式结合了评估及治疗的过程。在一些情况下，8 节治疗中的评估及治疗之间的界线会显得模糊。然而，这个结合了评估和治疗的综合方式让咨询师有机会在治疗过程中不断评估并调节治疗目标，以最贴切的方式回应来访者的困扰。

第 1 节和第 2 节治疗的焦点是评估及个案计划。这有助于咨询师在开展治疗前充分了解个案的背景资料以及他 / 她的现时心理状况。评估的主要工具为邀请来访者画"合作家庭图""人像 / 自画像""房树人"，或"过去 – 现在 – 将来"，以及绘画后的治疗对话。表 5-3 为 8 节治疗中的评估要素，以供咨询师参考。

表 5-3 8 节治疗中的评估要素

治疗小节	小节重点	评估工作
第 1 节	主要为评估及个案计划	• 取得个案的背景资料。 • 取得有关个案受创伤的经历。 • 取得有关个案与家庭互动的信息，并找出可能为个案提供支持的网络。 • 评估对个案最合适的治疗计划，以让咨询师决定是否接收或转介个案。
第 2 节	主要为评估工作	• 绘画：人像 / 自画像或随意绘画（由来访者决定）。 • 治疗对话。
第 3 节	主要为心理教育，部分治疗及评估工作	• 从与家长的对话中获得个案的近况（在家中及学校），以跟进任何变化。 • 心理教育：悲伤与创伤的区别。
第 4 节	主要为治疗，部分评估工作	• 绘画：房树人。 • 治疗对话。
第 5 节	主要为治疗，部分评估工作	• 绘画：人像 / 自画像。 • 治疗对话。

（续表）

治疗小节	小节重点	评估工作
第 6 节	主要为心理教育，部分治疗及评估工作	• 从与家长的对话中获得个案的近况（在家中及学校），以跟进任何变化。 • 识别来访者的外部资源。
第 7 节	主要为治疗，部分评估工作	• 绘画：房树人。 • 治疗对话。
第 8 节	主要为治疗，部分评估工作	• 绘画：过去 - 现在 - 将来。 • 治疗对话。

第 1~2 节的具体操作

接下来，我会对第 1~2 节治疗提供一步步的指导。咨询师于此阶段可评估个案的背景资料及心理状态。只要能达到每节的建议治疗目标，咨询师可通过自己感觉舒适的治疗手法去开展治疗小节。

第 1 节　与来访者初次会面

◉ 小节目标

• 取得来访者的背景资料。

• 观察来访者和家人的互动，包括语言和非语言、意识和潜意识各种不同的表达方式，作为评估的一部分。

• 与家人 / 照顾者制订共同的治疗目标。

• 取得来访者受创伤经历的资料。

• 向家人 / 照顾者解释治疗小节的流程，并取得家人 / 照顾者对开展治疗计划的同意。

• 决定是否接收或转介个案。

✍ **小节参与者**

- 来访者，来访者的家人 / 照顾者以及其他同住的家人。
- 来访者在完成"合作家庭图"之后暂时由其他家人或工作人员陪同，在咨询室外进行其他活动，例如玩玩具或阅读。强烈建议咨询师不要邀请来访者参与有关讲述其背景资料及创伤经历的面谈过程。

⌨ **小节指南**

（1）建议咨询师在"合作家庭图"活动后，尽早开始取得个案背景数据的程序，并结合在全家绘画的过程中观察到的细节，做出初步评估。

　　建议取得的资料：

　　a. 来访者的基本资料

　　　　• 姓名、年龄及性别

　　　　• 家人 / 照顾者是通过什么途径求诊的

　　b. 表征问题

　　　　• 来访者和家人 / 照顾者寻求心理治疗的原因

　　　　• 来访者对个人身心状况的担忧

　　c. 来访者的现状

　　　　• 现在的生活状态

　　　　• 于学校的表现

　　　　• 来访者平日经常进行的活动

　　　　• 来访者于家中的行为

　　　　• 来访者与家人 / 朋友的关系及互动

　　d. 家庭背景

　　　　• 来访者目前的居住环境

　　　　• 家庭对来访者的期望

　　　　• 来访者的家庭成员之间的互动

　　　　• 尝试识别现在及潜在的可协助来访者疗愈的家庭支持网络

　　　e. 医疗及身心状况的历史

　　　　• 了解来访者及其家庭成员对于有关药物 / 其他物质的使用

　　　　• 家族病史

　　　f. 信仰 / 宗教背景

　　　g. 对自己 / 他人的威胁

　　　　• 识别来访者曾经是否有可能对自身或他人造成身体或精神上的
威胁

　　　　• 了解来访者对自杀或攻击性行为的看法

　　　h. 来访者所受到的心理创伤的细节

　　　　• 家人 / 照顾者需要将所知的来访者的创伤经历的所有细节告诉
咨询师

（2）建议咨询师以清晰、系统的方法记录所有获得的资料，以便日后
使用。

（3）通过所收集的资料，咨询师需要决定是否接收个案，或是将个案转
介给其他咨询师 / 精神科医生。

（4）如果决定接收个案，咨询师需要向家人 / 照顾者解释 8 节治疗计划。
因治疗以叙事绘画治疗作为主要的诊断和治疗工具，咨询师必须先
得到家人 / 照顾者的口头同意。

（5）咨询师需要向家人 / 照顾者说明，他们在治疗过程中需作为支持性的
角色，这对来访者的疗愈非常重要。

（6）咨询师需要得到家人 / 照顾者的确认，在治疗过程中对个案给予
支持。

（7）第 1 节结束时，咨询师需要向家人 / 照顾者解释以后 7 节的流程，以
及约定下次与家人 / 照顾者的会面日期。

（8）最后，咨询师需要整理治疗记录，并为第 2 节做准备。

第 2 节　建立互信关系

◉ 小节目标

- 与来访者／家人／照顾者确认第 1 节订立的治疗目标。
- 与来访者建立并巩固互信关系。
- 为来访者提供安全及自由的环境以开展治疗。
- 邀请来访者画一幅人像／自画像，或依照来访者的意愿订立绘画主题。
- 与来访者开展有关画作的治疗对话。
- 从画作以及治疗对话中得知来访者如何看待自己。
- 详细地记录与来访者的治疗对话的内容，特别是提及创伤事件的内容。

✐ 小节参与者

- 前 45 分钟：与来访者单独进行。
- 后 10~15 分钟：与家人／照顾者单独进行对治疗进展的商讨，并订立下一节的治疗目标。
- 建议咨询师不要邀请来访者参与最后 10~15 分钟的商讨时间。

⊶ 小节指南

（1）咨询师应为来访者安排一个安全且自由的治疗环境。治疗室需具备以下条件：

　　a. 治疗室需为安静及私人的空间，不应有其他人进出。

　　b. 治疗室需有足够的空间让来访者能自由移动。

　　c. 治疗室最好具备种类多样的玩具和游戏以供来访者自由选择，并缔造一个放松的环境。

　　d. 治疗室应干净，家具应是适合儿童的（包括儿童专用的椅子和桌子）。治疗室的地板必须干净，让来访者可以选择在地上坐着或玩耍。

e. 在来访者到达时，咨询师应根据来访者的需要，让他 / 她选择在 45 分钟的治疗期间，是否可以让家人 / 照顾者在治疗室门外的等候区待着，如果来访者对于与咨询师单独留在治疗室感到焦虑，咨询师可以允许家人 / 照顾者陪伴来访者，直到他 / 她感到安全舒适。

f. 如果来访者在经过一段时间的治疗后，开始对单独进行治疗感到安全，咨询师可鼓励来访者尝试，并引导家人 / 照顾者让来访者安心，承诺会在治疗室外等候，小节结束的时候会马上见到他 / 她。

g. 如果来访者需要家人 / 照顾者陪同，这节治疗将会在家人 / 照顾者在场的情况下进行。咨询师必须对陪伴者申明他们作为旁观者的身份，在咨询师和来访者没有要求的时候尽量不要在过程中主动表达自己的想法、感受或要求，以免影响来访者和治疗的效果和进展。咨询师还需要考虑在陪同者在场的情况下，是否有必要改变某些环境去缔造轻松、安全及自由的气氛。

（2）咨询师开始与来访者建立并巩固互信关系。

a. 咨询师不应在建立互信关系前进入绘画部分，或者主动谈及来访者的创伤经历。

b. 咨询师应该从一般的问题入手，譬如他 / 她喜欢如何被称呼、他 / 她今天做了什么，或任何让来访者感兴趣的话题去帮助建立关系。

c. 咨询师可尝试应用以下有效的辅导技巧：

• 说话时与来访者保持眼神交流。

• 与来访者处于同一个水平面上，在来访者说话时避免由上而下地看着对方。

• 与来访者说话时采用柔和并有活力的声线。

• 向来访者提问时保持好奇并有兴趣的态度。

• 在与幼儿工作时，咨询师应保持笑容并在需要时采用小朋友的说话方式，目的是吸引小来访者的注意力和认同感。

d. 咨询师需要留意时间的分配，确保有足够时间进行绘画及开展治疗对话。然而，在初步阶段，咨询师并不适宜为了形式化地达到治疗目标而匆忙地进入治疗小节，充分地建立互信关系有助于以后的治疗进展。

e. 建立互信关系的部分因人而异，需时 10 分钟至数周、数月甚至数年不等。这里预期本节用 10 分钟时间建立关系。

f. 如建立互信关系的部分需时比预期时间长，咨询师可把整个治疗计划延长 1~2 节，以确保有足够时间达致治疗目标。

（3）咨询师邀请来访者画一幅人像 / 自画像。

a. 咨询师应先询问来访者是否愿意画，并向其展示不同种类的彩笔以供选择：彩色铅笔、蜡笔、水彩笔以及其他形式的绘画用具（水彩除外，因为使用水彩不易观察来访者下笔的力度、容易弄脏手和其他地方、增加治疗过程的时间等不利因素）。

b. 在多数情况下，来访者会愿意画，但是如果来访者抗拒绘画，咨询师不应强迫来访者。反之，咨询师可以告诉来访者如果他 / 她不想画也是没有问题的。

c. 然而，因绘画是治疗计划中的重要部分，咨询师可以尝试以不同的方式鼓励来访者绘画。

d. 邀请来访者画人像 / 自画像（详细绘画指南见第 4 章）。

e. 咨询师需记录来访者的表情、身体语言、行为以及他 / 她在绘画时表达的想法。这些将是了解来访者如何在绘画中表达情绪的重要信息。

（4）开展治疗对话。

a. 治疗对话的指南将会于第 6 章详细说明。

b. 如果咨询师希望向来访者提及在第 1 节中与家人 / 照顾者谈到的内容，咨询师需先向来访者解释获得此信息的来源，并得到来访者的口头同意，方可开始进入话题（如："上星期我跟你妈妈见面，她对你晚上睡不好觉的情况比较担心，你觉得我们现在可以谈谈这件事情吗？"）

c. 咨询师应详细记录治疗对话的内容，特别是有关来访者创伤经历的内容。这有助于与以后的小节做对比。

d. 来访者在治疗对话中表现出的行为、情绪和想法也应详细记录。

（5）咨询师邀请家人/照顾者进入治疗室，共同订立治疗目标。

a. 咨询师应就来访者的画作及治疗对话所得到的信息订立下一节的治疗目标。这些目标是依照来访者的需要而订立的。

b. 以下两项适用于大部分个案的建议治疗目标：

- 通过绘画及对其内容的叙事，让来访者在安全而自由的氛围下，自发地回溯创伤经历中所发生的事。

- 帮助来访者明白他/她对于创伤引发的心理反应属正常现象。

c. 咨询师应借此机会帮助家人/照顾者明白此创伤经历对来访者造成的影响。

d. 咨询师亦可根据第 2 节的观察及发现，为家人/照顾者提供简短的预计康复的过程或时间表。

第 6 章

治疗

在这一章里，我会重点介绍治疗过程。本章对于叙事绘画治疗在受创伤儿童的咨询过程中的应用至关重要。如前所述，8 节治疗计划需要整合评估和治疗过程。因此，我建议咨询师将本章与第 5 章的应用指南结合使用，以达到最理想的治疗效果。为了更好地理解评估和治疗的整合，咨询师可参考表 6-1。

在本章中，我将介绍如何应用治疗对话，将其作为实现治疗目标的临床工具。然后，我会详细说明第 3 ~ 8 节治疗的过程，尝试以清晰、简明和循序渐进的指导方针协助咨询师开展治疗小节。我希望本章能指导咨询师应用叙事绘画治疗开展出富有建设性和行之有效的咨询，成功帮助来访者从创伤中康复，并发展出面对创伤的抗逆能力。

表 6-1　8 节治疗关键部分的概要

小节各部分	目的
与来访者轻松地交谈	获取行为数据
邀请来访者绘画	获取行为数据
绘画和动作、表情的分析	获取结构数据、行为数据
个案面谈	获取主题数据、行为数据
治疗对话	
与家人／照顾者面谈	
小节完结，约定下次咨询时间	

治疗对话

在叙事绘画治疗中，除了绘画以外，治疗对话是另一项宝贵的工具。投射绘画的主要作用为评估，叙事（治疗对话）的主要用途则是治疗。接下来我会阐述适用于 4 个绘画主题的治疗对话的一般准则。这部分治疗小节的本质是灵活的，我在这里提醒咨询师，在开展治疗对话时需要不断根据来访者的反应做出调整。因此，针对治疗对话的具体准则比较少。咨询师可参考本书第 7 章的案例，将其作为治疗对话的实践范例。我建议咨询师在治疗小节中以治疗对话为主，投射绘画法为辅助工具，以不伤害的方式去探索来访者的感受和想法。从逻辑上来说，在治疗过程中，治疗对话需要与个案面谈合并，成为一个无缝的交互过程。在来访者对绘画进行描述后，咨询师应开展治疗对话。咨询师在接受督导时，我建议咨询师在得到来访者和家人 / 照顾者的同意下，对部分治疗过程进行录像，以便督导老师和咨询师分析来访者的进展情况，并提出有益的、有建设性的意见和建议。

以下是治疗对话的总体指南。

（1）根据来访者的画作中的对象 / 人物来确定主题。

　　a. 在个案面谈期间，一些主题会从来访者描述画中的对象 / 人物时浮现出来。

　　b. 咨询师应记录这些主题，用作稍后治疗对话的主题。

（2）咨询师可以邀请来访者说出有关画作的故事。

　　a. 咨询师应在此时识别出不同主题或来访者的情绪表达。

　　b. 咨询师应重点留意故事中任何人物之间的互动。

（3）叙事的部分。

　　a. 让来访者想象画中的所有对象 / 人物都能说话。

　　b. 询问来访者画中的人物会跟对方说些什么。

　　c. 询问来访者画中的对象会跟对方说些什么（例如在房树人中，"人会跟屋子说什么？"和"屋子会如何回答人？"）。

  d. 询问来访者自己会跟对象／人物说什么。

（4）感受的部分。

  a. 让来访者想象画中的所有对象／人物都有感受。

  b. 询问来访者画中的人物会有什么样的感受。

  c. 询问来访者画中的人物对其他对象的感受（例如在房树人中，"人对房子有什么感受？"和"人对树有什么感受？"）。

  d. 询问来访者自己对画中对象／人物的感受。

（5）来访者的感受

  a. 在问问题时咨询师必须专注于来访者的感受。

  b. 咨询师应该经常尝试通过一些跟进问题引导来访者做出情绪上的反应。咨询师可以询问来访者："这会让你有什么感觉？"

（6）重述故事。

  a. 咨询师可以重述来访者所说的故事。通过让来访者感到受尊重和重视，可以帮助其提升自信心。

  b. 通过重述，也可以让来访者对他们讲述的故事有更鲜明的印象，意味着他／她可以更好地通过故事表达情绪。

（7）注意事项。

  a. 建议咨询师根据小节的治疗目标调整治疗对话（请参考第5章中的表5-2）。

  b. 在过去-现在-将来的绘画中，来访者的画作中一般都会包含自己，咨询师需谨记询问来访者有关人物在"过去""现在"和"将来"之间的互动。

  c. 治疗对话也是一项工具，可以用来确定咨询师在绘画分析和个案面谈中的推断。

  d. 咨询师应记录来访者在治疗对话中的行为和情绪。

  e. 咨询师可持续对比来访者在不同治疗小节中的治疗对话的区别。

（8）语调和态度。

    a. 采取好奇和专注的语调进行治疗对话。

    b. 采取非批判性的立场，并以来访者的角度为交谈的出发点。

    c. 问问题时准确地采用来访者的措辞。

    d. 不建议向家人 / 照顾者透露绘画符号 / 特性的含意。

    e. 在与来访者交谈时，切勿使用过分权威性的语气和词语。

治疗指南

在治疗中常出现的两个问题

1. **如何对待情绪不稳定的来访者**。在治疗的过程中，咨询师肯定会遇到情绪不稳定的来访者。如果来访者在小节中表现出激烈的情绪（如无法停止哭泣），咨询师应谨记给出空间并安慰来访者，让他 / 她知道有情绪是很自然的，并给出时间让来访者充分地表达自己的情绪，在这种情况下，咨询师不应急于去达成治疗目标。

2. **咨询师应如何终止治疗关系**。治疗关系一旦确立，治疗师就要向来访者说明咨询的大概节数，咨询师还应及早为来访者做好心理准备，并在最后两节之前让他 / 她清楚地知道治疗关系将会结束，而在治疗关系终止后，来访者和咨询师可能暂时不会见面。在帮助来访者渡过治疗终止的不适应期时，我建议咨询师和来访者一起做一些可以留作纪念的作品。比如我在儿童福利院中，和不同的儿童青少年一起创作了不同的作品，包括和一个父母双亡的女孩一起创作了一本绘本，绘本中呈现了她的内在力量、外部资源和盼望。我得到她的同意后，复印了一本彩色的副本，把原稿留给她。后来，她的个案社工回访的时候，得知这本绘本经常陪伴着女孩，而且有时候福利院员工还看见她跟院里年纪比她小的孩子们讲她绘本里的故事！作为她的治疗师，听到这样的反馈，感觉好幸福！

治疗小节的一般准则

（1）如果咨询师希望提及从家人／照顾者那里获得的信息，必须先向来访者解释信息的来源，并在谈论话题前获得来访者的口头同意。（如："上星期我跟你妈妈见面，我们说起了你最近睡觉经常做梦，有时候还会睡不着，如果我们今天聊聊这个问题，你觉得可以吗？"）

（2）咨询师应记录治疗对话的重要内容，特别是提及创伤事件的部分（所有记录都必须先得到来访者的同意），这些内容将在以后小节中用作比较。

（3）来访者在每个小节中表现出的行为也尽量记录下来。

只要能达成来访者的主要治疗目标，咨询师可以按照他们习惯的方式自由开展治疗小节。如果咨询师认为有更好的方案可以替代本章提供的指南，我欢迎他们采取任何更有助于咨询进展的变更——只要任何时候都谨记"不伤害"的三字真言，咨询师可以灵活运用任何技巧，而非僵化地遵循教条。我建议咨询师适当地调整治疗小节的内容，以满足来访者的需求或愿望，并将治疗关系的维护置于所有治疗目标之上。

第 3~8 节的具体操作

第 3 节　治疗进度跟进

◉ 小节目标

- 取得来访者在家里和学校的进度更新。
- 教育家人／照顾者创伤是如何导致来访者目前的问题的。

- 从个案、家人 / 照顾者的角度获取有关创伤事件的信息以及他们在事件中的角色。
- 辨认并纠正家人 / 照顾者可能对来访者的康复造成的任何负面影响。

✍ 小节参与者

- 来访者、家人 / 照顾者

⊷ 小节指南

（1）咨询师应获取来访者在家里 / 学校的进度 / 情况更新。

　　a. 咨询师需要询问有关来访者在家里和学校的任何行为变化以及社交互动。

　　b. 我建议咨询师对第 2 节中对来访者的观察进行总结，并列出来访者正在面对的问题 / 事件。

（2）咨询师可以就以下方面对家人 / 照顾者进行心理教育。

　　a. 来访者所经历的创伤是如何导致来访者现在所呈现的问题的。

　　b. 家人 / 照顾者可以如何帮助来访者应对这些问题。

　　c. 如果不正确地处理由创伤经历引发的情绪，会为来访者带来负面影响。

（3）咨询师应从来访者和家人 / 照顾者的不同角度获取更多有关来访者的情绪、思维和行为的信息，并在适当情况下了解来访者的创伤经历。

　　a. 通过多方合作，咨询师可以更深入地了解创伤经历发生的经过，以及家人 / 照顾者在此经历中扮演的角色。

　　b. 这将协助咨询师在必要时调整治疗目标，以达到最理想的治疗效果。

（4）咨询师可以探索家人 / 照顾者在家中是如何与来访者互动的，并引导家人 / 照顾者辨别任何在家庭生活中有可能妨碍来访者康复，或对来访者产生负面影响的因素。

    a. 我想提醒咨询师不要对家人 / 照顾者加以批判，要以同行者的角度和态度提醒他们，对待来访者的不同方式可能会为来访者带来正面 / 负面的影响。

    b. 咨询师应邀请家人 / 照顾者合作，通过携手找出解决方案来纠正这些负面影响。

    c. 咨询师也可以提供一些有效的沟通技巧，并说明这些技巧对促进良好家庭关系的重要性。

    d. 咨询师应重申家人 / 照顾者对来访者康复的作用，并解释他们的支持对来访者的康复是至关重要的。

    e. 咨询师需得到家人 / 照顾者的确认，承诺在有需要时向咨询师提供协助。

（5）接下来，咨询师应向家人 / 照顾者解释之后 5 个治疗小节的流程，以及他们与咨询师再次会面的时间。在第 3 节治疗结束之前，咨询师可向家人 / 照顾者预告第 4 节的大概内容。

（6）最后，咨询师应整理本节所收集的信息，并为第 4 节做准备。

第 4 节　画房树人

◉ 小节目标

- 为来访者提供一个合适的治疗环境，提高来访者的安全感和自由度。
- 邀请来访者画一幅房树人。
- 根据绘画内容开展治疗对话。
- 通过评估绘画和治疗对话的内容，从来访者的角度得知他 / 她如何看待其家庭，以及家庭成员之间的动态。
- 了解来访者在家庭中的位置。

- 协助来访者发展自我价值，重新发现自己在家庭和社会中的地位。
- 详细记录治疗对话的内容，特别是任何提及创伤事件的内容。
- 与来访者制订家庭作业，进一步加强和巩固他 / 她的内在力量和自信心。

✍ 小节参与者

来访者（建议咨询师与来访者单独见面，如果来访者对于独自与治疗师开展治疗感到不安，可以允许家人 / 照顾者参与。）

↤ 小节指南

（1）与第 2 节相同，咨询师应为来访者创建一个安全及舒适的治疗环境。

（2）咨询师可以通过闲聊过去一周发生的事情，或讨论一些来访者希望提及的事情，继续建立互信关系。

（3）咨询师可提醒来访者他们上一节提过的内容，并复述来访者于第 2 节讲述过的故事。

（4）咨询师可邀请来访者画一幅以"房树人"为主题的画（可参考第 4 章房树人的执行指南）。

（5）咨询师应记录来访者在绘画过程中表现出的面部表情、肢体动作及其他行为，这些行为数据将为咨询师提供来访者在绘画过程中如何表达情绪的重要信息。

绘画的分析：请参考第 4 章中对房树人的绘画分析。

个案面谈：请参考第 4 章"主题数据"中与来访者面谈的内容。通过比较个案面谈和治疗对话的内容，咨询师可观察来访者的进展情况。绘画分析、个案面谈和治疗对话的首要目标是探索来访者的家庭成员之间的关系和动态，帮助来访者意识到他 / 她所拥有的强大支持网络（如：家人和朋友）能为他 / 她带来支援。

治疗对话：详细内容请参考治疗小节的一般准则和第 7 章的案例。

家庭作业（**巩固正面情绪**）：咨询师可与来访者制订一项家庭作业，以帮助巩固来访者在日常生活与咨询过程中得到的进展。例如，让来访者在每晚睡前回忆自己最快乐的片刻，在睡前给自己一个微笑；或让来访者想想自己最快乐的回忆，并在下一节分享。

第 5 节　画人像 / 自画像

◉ 小节目标

- 为来访者提供一个安全且自由的治疗环境，以提高来访者的安全感、自由度和投入度。
- 邀请来访者画一幅人像 / 自画像。
- 根据绘画内容开展治疗对话。
- 通过将本节的人像 / 自画像及治疗对话与第 2 节对比，借此评估来访者的康复进度。
- 协助来访者加强自信心和内在力量。
- 尽量详细记录治疗对话的内容，特别是与创伤事件有关的内容。

✍ 小节参与者

来访者（建议咨询师与来访者单独见面，如果来访者对于独自与咨询师开展治疗感到不安，可以允许家人 / 照顾者参与。）

☞ 小节指南

（1）与之前的小节相同，咨询师需要为来访者创建一个安全和自由的治疗环境。

（2）来访者到达时，咨询师可以鼓励来访者允许家人／照顾者离开治疗室。

（3）接着，咨询师可继续在之前各节的基础上建立互信关系，如和来访者谈谈过去一周所发生的事情（当中最难忘或印象特别深刻的是什么等）。

（4）接下来咨询师可以开始和来访者讨论上一节共同订立的家庭作业。咨询师可以询问来访者是否有想到自己最快乐的回忆，并在每天睡觉前给自己一个微笑。咨询师也可以鼓励来访者分享他／她感到最快乐的回忆。

（5）接着，咨询师可邀请来访者画一幅人像／自画像，并留意绘画时来访者表现出的任何面部表情、身体语言、行为和做出的评论。这些观察将成为搜集来访者行为数据的重要信息。

绘画的分析：请参考第 4 章中对人像／自画像的绘画分析。

个案面谈：请参考第 4 章中解释个案面谈的部分。咨询师可通过对比本节和第 2 节的绘画和治疗对话以评估来访者的治疗进度。咨询师应注意两者的差异，并对这些差异做出评估，确定之前订下的治疗目标是否已达到。绘画分析、个案面谈和治疗对话的首要目的是通过来访者的正面特质加强来访者的内在力量。咨询师应以加强来访者的自信心和帮助其树立正面的自我形象为目标。

治疗对话：详细内容请参考治疗小节的一般准则和第 7 章的案例。

第6节　第二次治疗进度跟进

◉ 小节目标

- 取得来访者在家里和学校的进度更新。

- 评估从家人/照顾者中获得的来访者进度报告。

- 确认第3节所订立的目标，确保改善家人/照顾者的负面行为的解决方法正在实行。

- 探究咨询师与家人/照顾者于第3节所讨论的解决方法的有效性。

- 寻求家人/照顾者的协助，动员来访者的重要他人形成支持系统，以促进来访者的康复。

✍ 小节参与者

来访者、家人/照顾者

☛ 小节指南

（1）咨询师应获取来访者在家里/学校的进度/情况更新。

　　a. 咨询师需要询问有关来访者在家里和学校的任何行为变化以及社交互动。

　　b. 建议咨询师对第4节和第5节对来访者的观察进行总结，并向家人/照顾者提供来访者进度的情况更新。

（2）咨询师需向家人/照顾者取得其在家里与来访者互动时所观察到的改变。

　　a. 咨询师可以询问家人/照顾者，之前某些可能阻碍来访者康复的家庭/生活元素是否已经被纠正。

　　b. 咨询师也可以询问家人/照顾者是否已经纠正了可能对来访者造成负面影响的行为。

　　c. 咨询师不应对家长加以批评，但是如果家长无法为负面行为做出改变，则需要重申他们的行为会为来访者带来什么样的影响。

    d. 如果家人／照顾者已实行于第 3 节讨论过的解决方案，咨询师可询问家人／照顾者是否有观察到来访者的行为的任何变化。

    e. 如果情况有所改善，建议对其表示谢意和欣赏，并询问他／她是如何做到的，同时鼓励家人／照顾者继续采用这些解决方案。

    f. 如果解决方案无效，咨询师应借此讨论背后的原因，并商讨更好的方案。咨询师亦需要向家人／照顾者取得对治疗过程持续支持的承诺。

（3）咨询师也可以鼓励家人／照顾者在治疗小节以外继续帮忙，为来访者建立一个强而有力的支持系统；这可以通过鼓励他／她动员来访者的重要他人给予来访者支持来完成。

（4）接着，咨询师可向家人／照顾者预告接下来两个治疗小节的流程以及下次约见的时间。在第 6 节结束之前，咨询师可向家人／照顾者预告第 7 节的大致内容。

（5）最后，咨询师应整理本节所收集的信息，并为第 7 节做准备。

第 7 节　第二次画房树人

◉ 小节目标

- 为来访者提供一个安全且自由的治疗环境，以提高来访者的安全感、自由度及投入度。
- 邀请来访者画一幅房树人。
- 根据绘画内容开展治疗对话。
- 协助来访者识别和利用他／她的支持系统，并提醒来访者他／她并不是独自处理问题，而是在外部资源的强而有力的支持下，步步向前。

- 协助来访者强化其自我价值及内在力量，并协助他／她寻找于家庭和社会中的自我定位。
- 详细记录治疗对话的内容，特别是任何提及创伤事件的内容。

✍ 小节参与者

来访者（强烈建议咨询师与来访者单独见面，如果来访者对于独自与咨询师开展治疗感到不安，可以允许家人／照顾者参与。）

⌨ 小节指南

（1）与之前的小节相同，咨询师需要为来访者创建一个安全和自由的治疗环境。

（2）来访者到达时，咨询师需要鼓励来访者允许家人／照顾者离开治疗室。

（3）接着，咨询师可在之前小节的基础上持续建立互信关系，并提醒来访者上节谈过的内容（咨询师可复述来访者于第5节所说过的故事）。

（4）其后，咨询师可邀请来访者画一幅房树人。

（5）咨询师应观察并记录来访者表现出的任何面部表情、身体语言、行为和做出的评论，这些将成为搜集来访者的行为数据的重要信息。

绘画的分析：请参考第4章有关房树人的绘画分析。

个案面谈：咨询师可通过对比本节和第4节的画作及治疗对话的内容来评估来访者的进展情况。咨询师应记录两者的差异，并对这些差异进行评估，确定治疗目标是否已经达到。绘画的分析、个案面谈及治疗对话的主要目的为协助来访者识别他／她家庭的重要性，并引导他／她意识到在其支持系统中重要的人物（家庭和朋友）。

治疗对话：详细内容请参考治疗小节的一般准则和第7章的案例。

第 8 节　画过去 - 现在 - 将来

◉ 小节目标

- 启发来访者了解他 / 她生活中的希望和期望。
- 肯定并强化来访者的进展。
- 引导来访者发展出抗逆力以抵抗将来可能会面临的挑战。
- 识别来访者是否适合终止治疗关系。
- 邀请来访者的家人 / 照顾者对来访者表达支持。

✍ 小节参与者

小节的第一部分（前 25~30 分钟）：只有来访者参与。

小节的第二部分：来访者，来访者的家人 / 照顾者以及家庭中重要的成员。

不建议咨询师邀请家人 / 照顾者参与小节的第一部分。

☞ 小节指南

（1）与之前的小节相同，咨询师需要为来访者准备一个安全和自由的治疗环境。

（2）接着，咨询师可在之前各小节的基础上建立互信关系，例如谈论来访者一周内感到快乐的事情。

（3）咨询师也可以提醒来访者上节所谈过的内容（咨询师可复述来访者于第 7 节所说过的故事）。

（4）其后，咨询师可邀请来访者画一幅包含"过去""现在"和"将来"三个元素的画。

（5）咨询师应观察并记录来访者表现出的任何面部表情、身体语言、行为和评价，这些将成为搜集来访者在绘画中的行为数据的重要信息。

绘画的分析：请参考第 4 章有关过去 - 现在 - 将来的绘画分析。

个案面谈：通过绘画的分析、个案面谈和治疗对话，咨询师可评估来访者从治疗的开始到现在的进展。咨询师可参考以下表示进展的指标：

- 积极展望未来。
- 整幅画的负面符号减少或正面符号增加。
- 个案面谈和治疗对话中负面词汇的减少或正面词汇的增加。

治疗对话：治疗对话应与下列总体目标一起执行：

- 建立来访者的抗逆力。
- 协助来访者面对并接受过去，特别是创伤的经历。
- 启发来访者对未来的希望和期望。
- 协助来访者策划并实现这些希望和期望。

在进行治疗对话后，咨询师可邀请来访者的家人 / 照顾者 / 重要他人参与此节，并见证来访者从治疗过程中获得的正面进展。咨询师还可以鼓励家人 / 照顾者协助加强进展，邀请他们列举来访者的长处和正面的特质。通过家人 / 照顾者的肯定和认同，有助培养来访者的正能量和自信心。基于观察并评估来访者从治疗过程开始到现在的进度表现，咨询师现在可以决定来访者是否准备好终止治疗过程。在做决定之前，咨询师需考虑以下要点：

- 来访者是否已识别并接受创伤事件发生的现实。
- 来访者与创伤经历相关的负面行为是否已得到显著的改善。
- 来访者是否拥有强大的支持系统。
- 来访者是否认同他 / 她所拥有的支持系统。
- 来访者是否有可能在没有治疗的情况下复发。

- 来访者是否建立了更强的自我价值感、自我认同感、自信心和安全感。
- 家长 / 老师对来访者在家里 / 学校的表现的报告。

如果认为来访者尚未准备好终止治疗关系，咨询师应与来访者的家人 / 照顾者商量将治疗过程延长至 12 节。以下为这些额外治疗小节的内容摘要：

- 第 9 节：重复第 2 节
- 第 10 节：重复第 3 节
- 第 11 节：重复第 4 节
- 第 12 节：重复第 8 节

在第 8 节中，来访者的所有家庭成员（包括来访者）也被邀请参与，并一起绘画。在小节开始前，咨询师需先向家庭成员介绍小节的内容。咨询师必须提醒家庭成员在治疗小节期间保持正面的态度，不要批评或要求来访者改善或改变自己。这个小节的目标是聚集家庭的正能量，以支持来访者，并传递他 / 她并不必独自面对困难的信息。咨询师可要求家庭成员合作完成一幅画（合作家庭图），以彰显家庭的凝聚力。此小节也旨在强化来访者的自信心，让他 / 她感到被接纳。在完成合作家庭图后，每位家庭成员均需要详细列举来访者的一个正面的特质。第 8 节的小节目标是为来访者准备终止治疗关系；因此，咨询师的目标应为加强来访者的内在力量、正能量，以及前几节所讨论过的支持系统。这些要素对于帮助来访者培养抗逆力以抵抗复发，以及维持来访者在治疗结束后的自我疗愈能力至为重要。

第 7 章

个案范例：瑶瑶

在本章中，我将提供一个儿童的个案范例，让咨询师更容易了解叙事绘画治疗在儿童身上的临床应用。

个案摘要

个案姓名　瑶瑶（化名）

年龄　6岁

个案资料　瑶瑶，6岁，生于中国内地，在中国香港一所公立小学念小学一年级。瑶瑶为家中的长女，其同母异父的妹妹3岁，弟弟1岁。瑶瑶的生身父母在她出生前已离异，由生母独立抚养。

表征问题　两年前，瑶瑶在紧急安排下被社会福利机构转介入住儿童之家。瑶瑶经常因为琐事带来的挫败感而哭泣，她的个案社工建议安排为瑶瑶进行一对一的心理治疗。跟进个案的社工表示瑶瑶容易因为小事而变得焦躁不安、大发脾气。社工亦提到瑶瑶在情绪不稳定时和情绪爆发平静后均拒绝与其他人交流，遑论倾诉心事。儿童之家的工作人员和社工感到与瑶瑶的沟通困难重重，难以进入她的内心世界。

初次面谈时的行为表现　在外表方面，瑶瑶身型瘦小，模样精致，正处于换牙阶段。初次见面时，瑶瑶表现得很焦虑，并问我为何其他孩子没有被叫来。在我对治疗做出解释后，瑶瑶对治疗的内容感到好奇，并询问为何只有 8 节的治疗。但是她马上自问自答，试图用她自己的猜想来理解这个节数的安排。在面谈的初期，瑶瑶试图通过对我所提供的一切活动说"不"来测试我。瑶瑶说，除了趴在桌子上，她什么事情都不想做。我无条件地接纳了瑶瑶的建议。与瑶瑶建立良好的治疗关系后，我顺利与瑶瑶沟通，她愿意绘画，并可以自然地谈及她的作品。在第二次面谈中，瑶瑶在她的绘画旁以文字表达"我想回家"，也有用言语亲口对我说出这个期望。渐渐地，瑶瑶在叙述作品时变得越来越合作，尽管她在第 2 节治疗的开始仍感到焦虑和不安，但随着面谈的过程越来越顺畅，瑶瑶也变得越来越活泼。在我指出她的优点时，瑶瑶是笑容满脸的，并愿意接受我往后每周的约见。

当时的家庭状况　瑶瑶是非婚生子女，母亲为未婚妈妈，瑶瑶最初由母亲在内地照顾，两岁时被带到香港，交由母亲的叔叔照顾。瑶瑶的生父在澳门出生，在香港生活，母亲则在内地出生、成长并一直在内地生活和工作。两人在内地认识，关系良好，直到瑶瑶的生父得知女友怀孕后失踪。瑶瑶的母亲曾花数月时间在香港和澳门试图寻找男友（瑶瑶的生父）的下落但未果。在瑶瑶出生两年后，母亲在内地结识另一位男友，并决定结婚。瑶瑶在两岁时被送到香港与母亲在香港的叔叔同住。根据瑶瑶母亲的叙述，当时瑶瑶哭得很厉害，在这段过渡时期非常想念妈妈，但逐渐开始与叔公建立了良好的关系。然而，两年半前开始，老年丧偶的叔公感到难以为瑶瑶提供长期的照顾，因此，瑶瑶被推荐入住香港的儿童之家，并在申请后 6 个月获批。瑶瑶与母亲保持着密切的联系，并且每 2~3 个月见面一次。然而，瑶瑶的母亲害怕丈夫会因为她曾经的未婚妈妈的身份而离开她，为了向丈夫隐瞒有关结婚前已育有女儿这个事实，要求瑶瑶称呼妈妈为"姐姐"。这个举动让瑶瑶感到困惑。

学校与课堂的适应　瑶瑶在 3 岁时入读幼儿园，6 岁就读小学，成绩平平。根据瑶瑶的老师所述，瑶瑶经常在课上做白日梦，难以集中精神。她无法独立完成作业，需要老师在旁辅导。

药物使用 / 心理治疗服务 没有记录。

虐待或创伤历史 瑶瑶自两岁起便被迫离开在内地居住的母亲，到香港居住，并在 4 岁时入住当地的儿童之家。根据个案社工与母亲的观察，瑶瑶缺乏安全感与自信心。当负面情绪积累或情绪失控后，瑶瑶拒绝与他人沟通。瑶瑶亦难以对他人产生信任，并会试探身边帮助她的人。她自述自己经常梦见她的"姐姐"离她而去并消失。她经常在做噩梦后哭泣，难以入睡。在白天瑶瑶经常抱怨很困、想睡觉，在上学时打瞌睡，以致难以集中精神上课和完成作业。

物质滥用 / 强迫行为 没有记录。

自我伤害 / 伤害他人的行为 没有记录。

个案计划与治疗计划 因家庭情况导致的心理创伤，造成瑶瑶的不安全感与依赖。我将使用正念疗法与叙事绘画治疗帮助瑶瑶平复她的创伤与失去。另外，通过探索瑶瑶的内在力量、外部资源和盼望，我亦希望和瑶瑶一步步建立她的自信心和安全感，带出她的抗逆力，有助她面对未来生活上的挑战。

建议 / 个案转介注意事项 在进行一对一心理治疗的同时，我亦会与瑶瑶的个案社工和儿童之家工作人员紧密联系，并要求约见瑶瑶的母亲，通过各方的通力合作，为瑶瑶带来最佳的治疗效果。

第 1 节

在第 1 节中，我与个案社工及儿童之家工作人员约见，并与瑶瑶的母亲进行电话访谈。取得瑶瑶的背景资料后，顺利订立治疗目标，并使他们成为我的"治疗盟友"。瑶瑶的母亲因无法安排人手照顾年幼的孩子，无法离开内地来参与瑶瑶的心理治疗。因此，我安排了与瑶瑶母亲进行电话访谈，亦取得其签署的书面知情同意书，确认愿意由我为瑶瑶进行心理治疗。

根据瑶瑶母亲的报告，她是足月诞下瑶瑶的，分娩时并没有任何问题，瑶瑶出生时体重为 2.7 千克。瑶瑶在婴儿时期发展正常——7 个月的时候开始爬行，12 个月时学会走路。瑶瑶一向身体健康，没有住过院。瑶瑶没有服用过任何可能影响婴儿脑部发展的药物。

瑶瑶现居香港儿童之家，每二三个月她会回到母亲内地的家一次。而母亲每月也会到儿童之家探望瑶瑶。母亲表示瑶瑶有强烈的求知欲与好奇心，但有时比较固执并会坚持己见。在放假回家的时候，瑶瑶经常哭闹，并会与同母异父的弟弟、妹妹发生争执。母亲推测瑶瑶行为的背后原因是害怕失去母亲的爱，与弟弟、妹妹的争执似乎是为了获得母亲的注意，以确保自己不会失去母亲的爱。

通过个案社工、儿童之家工作人员与母亲的叙述，我取得了瑶瑶的表征问题、现时家庭状况、学校与课堂适应、药物使用 / 心理状况、创伤历史、是否有物质滥用 / 强迫行为与自我伤害 / 伤害他人行为等信息。我对数据做出详细的总结，并在整个治疗过程中加以参考（读者请参考个案摘要）。

本节最理想的做法是让创伤儿童和家里的重要他人一起参与，在"合作家庭图"中，咨询师能够更好地了解到个案与家庭成员之间的互动，并更容易制订治疗目标。这里选取分享的是比较困难的个案，在情况不允许时，灵活变通是心理咨询师必须具备的基本功之一。

小节目标

（1）接收个案。

（2）与家人 / 照顾者订立咨询目标。

（3）识别来访者的创伤经历。

小节重点　与家人 / 照顾者交流来访者现时的情况及背景资料，包括来访者的表征问题、现时居住情况、家庭背景、宗教信仰、过往是否接受药物或心理治疗、过往是否有药物滥用的情况、是否有对自身及他人的伤害行为等。还有最重要的是，咨询师需取得来访者所经历创伤的详情。

第 2 节

在这一节中，我开始与瑶瑶建立治疗关系。我为瑶瑶准备了一个安全与轻松的治疗环境。在此节初期，瑶瑶显得焦虑并询问我为何其他孩子没有被叫来。在我对心理治疗进行解释后，瑶瑶对治疗的内容感到好奇，并询问为何只有 8 节的治疗。但她马上试图自己解释这个节数的安排。在面谈的初期，瑶瑶试图通过对我所提供的所有活动都说"不"来测试我。瑶瑶提出，除了趴在桌子上之外什么事情都不想做，我无条件地接受了瑶瑶的这个建议。与瑶瑶建立良好的治疗关系后，我顺利与瑶瑶沟通，并可与她一起自然地谈及她的绘画。在本次面谈中，瑶瑶在她的绘画旁以文字表达"我想回家"，也有用言语亲口对我说出这个期望。渐渐地，瑶瑶在叙述绘画时变得越来越合作，尽管她在本节的开始仍感到焦虑和不安。随着面谈过程越来越顺利，瑶瑶也变得越来越活泼。在我指出她的优点时，瑶瑶是笑容满面的，并愿意接受我往后每周的约见。

小节中重要的治疗内容

在邀请瑶瑶画人像／自画像后，瑶瑶要求画"我想回家"（如图 7-1）。

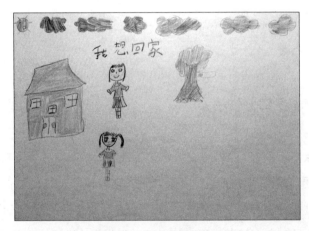

图 7-1 "我想回家"

（T：咨询师　Y：瑶瑶）

T：当然可以。你喜欢画什么都可以。

Y：我很想回家。但我不喜欢我弟弟！

T：哦……为什么不喜欢弟弟呢？

Y：因为他经常抢我的玩具！

T：那瑶瑶是喜欢，还是不喜欢回家？

Y：喜欢的。因为我可以见到我姐姐。

T：哦……那瑶瑶是想画"一个人"还是"我想回家"？

Y：我不知道……（瑶瑶拿起一支蓝色彩铅并开始绘画。）

瑶瑶专注于绘画，并在画云朵、太阳、房子和树的时候特别用力。她认真地绘画并在 20 分钟后完成。

T：哇！这是一副很特别的画呢！可以请瑶瑶介绍一下这幅画吗？说什么都可以。

Y：我不知道说什么。

T：你是先画太阳的吗？可以告诉我一些有关太阳的事情吗？

Y：噢，他很丑。

T：瑶瑶是说太阳很丑？

Y：不只是丑，还是被诅咒的。

T：噢，为什么太阳会是很丑和被诅咒的呢？

Y：我不知道。（瑶瑶以桌子支撑着手臂，并用手托着头，显得伤心和无趣。）

T：那你想说说有关上面画的吗？（我指着云朵向瑶瑶提问。）

Y：那些是云。

T：你可以告诉我，这些云是怎么样的吗？

Y：他们没有眼睛和腿。

T：嗯……这些云没有眼睛和腿……

Y：还有这间屋子，很多人住在这里。我的姐姐、外公、外婆、弟弟，全部都住在这里。

T：哇！很多人住在这间屋子里。那瑶瑶……

Y：是的，我也住在里面。（瑶瑶点着头说。）

这个时候，瑶瑶变得放松，并告诉我她其实住在广州，不是住在香港。

T：好的，瑶瑶。可以请你介绍一下这个人吗？（我指着画上的人。）

Y：这是我。

T：哦……这是瑶瑶。你可以给我介绍一下这个瑶瑶吗？

Y：我很开心，因为我跟姐姐在一起。（瑶瑶指着下面的人。）

T：明白，你可以给我介绍一下画中的姐姐吗？

Y：我的姐姐也很开心。（瑶瑶在说起"姐姐"时露出甜蜜的笑容。）

T：你可以告诉我一些有关姐姐的事情吗？

Y：她很爱我。她从来不会骂我。

T：明白，是这样的……瑶瑶跟姐姐在一起会做些什么？

Y：我的姐姐经常跟我一起玩。我们会一起去公园荡秋千。（瑶瑶变得兴奋和有活力。）

这个时候，瑶瑶抱怨有蚊子咬了她，让她感到很痒。我关心了她，理解她的感受并询问她是否可以继续。在得到理解后瑶瑶面露笑容。

T：你可以告诉我一些有关树的事情吗？

Y：她不开心，因为她没有眼睛和腿……

T：嗯……

Y：她也觉得很难过，因为树干上有一只蜗牛。

T：为什么树干上会有一只蜗牛呢？

Y：因为蜗牛知道树上有很多虫，它要爬到树上把它们吃掉。

T：蜗牛爬到树身上，树有什么感觉？

Y：她不喜欢，蜗牛在她身上爬的时候她觉得很烦。

在了解图画后，我开始与瑶瑶进行治疗对话。在瑶瑶开始叙述她的画时，治疗关系已顺利建立起来，整个治疗过程也变得顺畅。

T：我觉得瑶瑶非常有创意，瑶瑶告诉了我一个很有趣的故事，关于没有眼睛和腿的云和树，还有关于蜗牛爬到树上的事。现在，我想请瑶瑶想象一下，这幅画里所有的东西都懂得说话（指着瑶瑶的画），这里的瑶瑶会想先跟谁说话呢？

Y：跟姐姐先说话，我会告诉她："姐姐，我很想你！"

T：那姐姐会如何回应？

Y：我不知道。我只知道她的感受。

T：哦……所以当瑶瑶告诉姐姐她很想她时，姐姐会有什么感受？

Y：她会感到很开心，开心得哭起来。

T：为什么她会觉得很开心呢？

Y：因为我。

T：因为……

Y：因为她知道我很想她。

T：嗯……当她听到你很想她时，她会哭。那她是开心还是不开心的呢？

Y：她是不开心的。噢不对！她是开心得哭起来。对的，开心得哭了。有时候我也会这样的。

这个时候，瑶瑶告诉我她肚子饿想吃东西。我跟瑶瑶道歉，说今天没有带小吃给她，并承诺下次给她带一些饼干或面包。瑶瑶微笑并点头。

T：好了，如果画里的瑶瑶与屋子或树说话……

Y：不可能的！

T：为什么呢？

Y：因为屋子不是真的。就算是真的也不会说话。

T：原来是这样，我们瑶瑶有听过童话故事吗？

Y：有啊！

T：那我们想象在一个童话故事里，瑶瑶会跟屋子说些什么？

Y：如果是童话故事里，我当然可以跟屋子说话。我会跟屋子说"我不喜欢你！"

T：嗯……为什么呢？

Y：因为弟弟住在那里。如果他搬走，只有我和姐姐住下来，我就会很开心！

T：那屋子会说些什么？

Y：它会说它很不开心，因为我跟它说不喜欢它。

T：那瑶瑶会跟树说些什么？

Y：我会跟树说我很珍惜它。

T：噢！瑶瑶会跟树说她很珍惜它……对我们瑶瑶来说，珍惜是什么意思呢？

Y：就是我很爱她，会对她很好的。

T：那树会说什么？

Y：没有什么。她没有说话。

T：哦……那她会有什么感觉？

Y：她会因为我说喜欢她而觉得很开心。

T：那如果你有些话要跟太阳说，会是什么？

Y：我会告诉它，它很丑。

T：那太阳会有什么感觉？

Y：它会觉得很不开心。

T：太阳会说话吗？

Y：会，它会说："我不开心。"

接着，我跟瑶瑶复述了有关她的绘画中的故事，并认同了瑶瑶绘画和叙事过程的努力。

T：我很开心，瑶瑶画了这些人、树、屋子、云和太阳，并告诉我他们要说的话。还有，一开始瑶瑶告诉我她不会画画，最后却画出了这么丰富的画，还告诉了我一个这么有趣的故事，也让我感到很开心。最后，我想了解一下，瑶瑶在画上写了一些字，是关于什么的？

Y：我想回家！

T：想回家是因为……

Y：因为我想念姐姐！

T：哦……瑶瑶想念姐姐，希望回家……

Y：我的姐姐说她没办法支付我的学费了，所以把我送到这里来……

T：哦，那瑶瑶是怎么想的？

Y：我觉得挺好的，因为在这里我可以上学。

T：那瑶瑶喜欢上学吗？

Y：我不喜欢，因为每天都要很早起床。我经常感到困，然后悄悄地在学校睡觉。上午的时候我伏在桌上，当午休他们发现的时候我还是伏在那里。（瑶瑶大笑起来。）

T：现在我更加明白瑶瑶是个很会思考的女孩。瑶瑶想回家，但是知道姐姐想瑶瑶上学……

Y：而且我还明白姐姐也很忙的。

T：所以瑶瑶很努力……

Y：你知道吗？我没有爸爸……（当建立了安全和自由的环境，瑶瑶变得越来越放松，并忽然说起一些她在儿童之家两年来都没有提及过的事情。）

T：嗯……（我看着瑶瑶的眼睛，点头表示理解她。）

Y：他在我出生之前已经离开了。他离弃了姐姐和我。我不认识他……（瑶瑶非常伤心，眼泪在眼眶里打转。）

T：嗯……瑶瑶是怎么知道的？

Y：姐姐告诉我的。

T：瑶瑶听到的时候有什么感觉？

Y：我很伤心因为我没有爸爸……（她显得很不开心，把头低下，但过了一会，她抬起头朝着我的方向，让我看见她的脸。）

T：哦……瑶瑶很伤心，我明白的。瑶瑶记得爸爸的样子吗？

Y：不，我没有见过他。姐姐说连她也找不着爸爸。但她说会再试着找他，如果我真的很想他，想见到他的话……

T：那瑶瑶希望见到爸爸吗？

Y：……（瑶瑶点头，不发一言。）

T：所以姐姐答应尝试找爸爸，如果瑶瑶真的很想见到他的话，对吗？

Y：是的，我很想见到爸爸，因为我没见过他……

T：好的，瑶瑶，我答应帮你问姐姐是否可以尝试再找爸爸，好吗？

瑶瑶点头。

T：我看到瑶瑶是一个很懂事的女孩，她愿意等待，即使她很想立刻得到答案。

瑶瑶再次点头。

T：非常感谢瑶瑶今天和我分享。我希望下个星期天再次与你见面，可以吗？

瑶瑶愉快地点头，并邀请我与她一起弹钢琴。

小节目标

（1）与家人 / 照顾者订立咨询目标。

（2）与来访者建立互信关系。

（3）为来访者提供一个安全、放松而自由的环境开展咨询。

（4）帮助来访者以正向的方式抒发情绪。

（5）探讨导致来访者受情绪困扰的原因。

（6）探讨来访者对自我身份认同的清晰度。

（7）记录来访者于小节中叙述的创伤经历。

小节重点　在与家人 / 照顾者讨论治疗小节的内容前，必须得到来访者的口头同意。

在第 2 节中邀请来访者绘画（建议画人像 / 自画像）。在一些特殊个案中，比如瑶瑶，她就拒绝咨询师的邀请，要求画"我想回家"。在此再次重申，咨询师在使用任何治疗方法的时候都必须时刻提醒自己"1，2，3"——那就是首先谨记"灵活"二字，同时把"不伤害"三字奉为"第一天条"，这样才能真正做到以来访者为中心，以爱和智慧，陪伴受到心理创伤的他 / 她，走出心灵的阴霾。咨询师必须记录绘画过程中来访者的面部表情、肢体语言和她 / 他对绘画的评论。这些将为咨询师提供很重要的线索，以了解在绘画过程中来访者所表达的情绪等行为数据。

完成绘画以后，咨询师可邀请来访者描述画的内容。可以从邀请来访者说出绘画里的故事开始，这可帮助咨询师找出引起来访者情绪和想法的源头，订立出处理问题的最佳方法，并在必要时，重新寻找来访者的自我。在来访者分享故事后，咨询师可向来访者重述故事。通过让来访者感到被尊重、被重视和治疗中赋予他 / 她的内在力量，可帮助来访者从中得到盼望。同样重要的是强调来访者故事中的正面想法，以及减轻对负面想法的叙述，并肯定来访者的正向行为。这可以强化来访者的自信心与自我价值。

在治疗小节完结前，咨询师需与家人 / 照顾者会面，并与其一同订立来访者的治疗目标。

第 3 节

在第 3 节中，我再次与个案社工及儿童之家工作人员约见，而由于瑶瑶的生母无法从内地到香港参与此治疗小节，我跟她通过电话会谈。我向她问起有关寻找瑶瑶生父的可能，她把事情的经过及与对方相识相恋以至分开的故事详细告诉了我。从瑶瑶生母的叙事中，我对她的困境有了更深的了解。从突然怀孕、等待男友回来，到失望地放弃等待。她曾经想过进行人工流产，但后来决定诞下胎儿，原因是不想杀害无辜的生命。瑶瑶的生母没有得到内地家里的任何支持，并自瑶瑶两岁起将她交由居住在香港的叔公抚养。对于叔公丧偶，再没有办法照顾瑶瑶，需要让她住进儿童之家，以得到更好的照顾与教育，生母为此感到非常内疚与难过。在说到无法抚养自己的孩子时，生母在电话里哭了。在谈及现在的丈夫时，生母也有想过是否应该告诉丈夫瑶瑶的存在。我向她表达很欣赏她对瑶瑶的爱，并鼓励她再三考虑是否告知丈夫，因母亲形象的不清晰很可能会导致瑶瑶的不安全感，自我认同以至家庭地位感的混乱。除此之外，我也就创伤可能带来的负面影响以及瑶瑶正在经历的创伤反应，对其生母进行了心理教育。我告诉瑶瑶的生母孩子很希望见见生父，并从她口中得知生父似乎在逃避与她们的任何联系。她说自己已经尽了力但也找不到他。然而，她仍然希望有一天他会回来履行作为父亲的责任。

我再次表示欣赏瑶瑶生母对女儿的爱与关怀，并鼓励她尽可能多地到香港探访瑶瑶，因为瑶瑶非常想念她，非常喜欢与她在一起。瑶瑶的生母坦言，她很享受每次在香港与瑶瑶独处的时光，因为在那时候她可以变回瑶瑶的母亲，而不是她的"姐姐"。同时，她也表达了她与瑶瑶在香港独处和在内地与丈夫和孩子们在一起的差异。她承认，为了消除丈夫对她的任何怀疑，她在家里不得不压抑她对瑶瑶的爱与关怀。我对瑶瑶生母的感受表示理解，但同时再次提醒她这些差异会对瑶瑶造成负面影响，并鼓励她对于瑶瑶及她的家庭状况做出全面的思考。我感谢瑶瑶生母对我的信任，也向她保证，瑶瑶、她和我之间团结与信任的治疗关系将有助于处理她们面对的问题。

小节目标

（1）向来访者本人及其家人 / 照顾者询问来访者的近况。

（2）向家人 / 照顾者提供有关创伤的心理教育。

小节重点

- 咨询师、来访者与家人 / 照顾者会面，继续开展咨询，并取得来访者的家庭、学校及友侪关系的近况。

- 咨询师和家人 / 照顾者进行深入的沟通，了解他们的需要和困难，同时让家人更多地理解来访者，均大大地有助于促进来访者的康复。阐释有关创伤的知识，以及来访者受创伤后的反应，同样是必须的。

第 4 节

第 4 节的开首，我与瑶瑶闲聊以进一步建立关系。瑶瑶很兴奋，并自然地与我分享她的日常生活。我称赞瑶瑶主动收拾好自己的衣柜和儿童之家里的玩具。接着，我提醒瑶瑶有关上一节中的绘画和她所说的故事。瑶瑶明显地比上一节显得平静与放松，并在我提起故事中的"姐姐"、树和蜗牛时大笑起来。

小节中重要的治疗内容

T：你记得上次与我分享的故事吗？

Y：我不记得。（瑶瑶咯咯地笑。）

T：瑶瑶的姐姐很开心。她开心得哭了起来，因为瑶瑶告诉她，她很想她。对吗？

瑶瑶笑着点头。

T：然后瑶瑶说起了这棵树，对吗？树上有一只蜗牛……

Y：是的，树上有只蜗牛。

T：对呀，那然后呢？

Y：那棵树在生蜗牛的气。

T：对呀，我记得树这么说："不要烦我，离开我。"对吗？

瑶瑶又咯咯地笑了起来，并开心地看着我。这时我知道我们已成功建立了正面的治疗关系。

Y：然后蜗牛掉到地上了，耶！

T：噢……为什么蜗牛会掉到地上了？

Y：因为它弄得树摇动起来。看看我，这样！（瑶瑶边说话边摇晃身体。）

顺利建立治疗关系后，我问瑶瑶想不想画画，她说想。我问瑶瑶是否愿意画一幅有房子、有树、有人的画，她接受了。最后，她画了两棵树和一个女孩，但并没有画房子（如图 7-2）。我重复绘画主题，并询问瑶瑶是否已经完成绘画，她说是。完成绘画后，瑶瑶再次问我将会见她多少次，以及为何不能每次见她更长时间。但她一说完，马上尝试把原因理性化，她说："我知道你要去工作，对吗？"

T：对的，我要还要去做其他工作。在问我将会见你多少次的时候，瑶瑶在想什么？

　　Y：我不知道……（瑶瑶看着窗外沉思。）

　　T：（我再次告诉她我们会面的次数，然后尝试让她的注意力回到她的画上。）来吧，瑶瑶！我们说说你的画，好吗？

　　Y：好的。（瑶瑶重新被绘画吸引。）

　　T：你可以跟我介绍一下画里的故事吗？

　　Y：跟上次一样，这个故事是关于这棵树和蜗牛的。但看看这棵（瑶瑶指着左边的树）上面是没有蜗牛的。

　　T：好的，你想先说有蜗牛还是没有蜗牛的树呢？

　　Y：有蜗牛的。

　　T：那这棵树和蜗牛是有关系的吗？他们是……

　　Y：他们不是朋友！他们是敌人！她（瑶瑶指着树）不喜欢它（瑶瑶指着蜗牛），虽然蜗牛喜欢她。

　　T：为什么呢？

　　Y：因为蜗牛喜欢树上的树叶。它很想吃掉树叶。树在想："如果它吃掉所有树叶然后离开，以后都不回来，那怎么办？"

　　T：哦……树有什么感觉？

　　Y：我不知道。但我知道为什么这棵树有些尖的东西。

　　T：噢，是为什么呢？

　　Y：因为她要保护自己。

　　T：哦，有了尖的东西就能保护自己……

　　Y：我想写些东西。

　　T：没问题，你想写什么都可以。

　　通过治疗对话，治疗关系与共同信任逐渐建立，瑶瑶开始写出一些很内在的语句。她让我教她写一些她不会写的字，并一句句地把一些与伤痛经历和开心经历有关的东西写出来。她先在所画的女孩的眼里画了眼泪，眼泪滴到她的身体上，并写出这幅画的题目："我在哭"，接着就开始写她的故事（如图 7-2A，图 7-2B）。

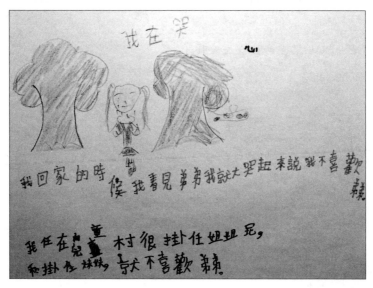

图 7-2A "我在哭" 1

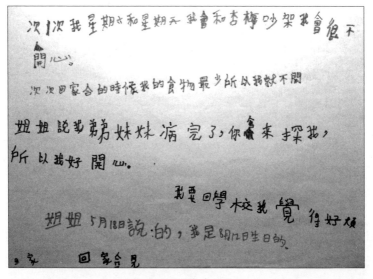

图 7-2B "我在哭" 2

每当我回家看到我的弟弟，我就会哭。我哭着说："我不喜欢我弟弟。"

（和弟弟、妹妹竞争的伤痛经历和被剥夺了母亲在家里给她的爱。）

在儿童之家的时候我很想念我的姐姐。

（被剥夺了正常家庭生活的伤痛经历。）

每一次跟美美争吵我都很不开心。

（无法与人建立良好人际关系的沮丧经历。）

在儿童之家我的食物总是最少的，这让我感到很不开心。

（外界的不公平对待与自我的受害感导致把伤害内化。）

我的姐姐说，等弟弟和妹妹病好，她就会来看我。这让我很开心。

（对"姐姐"探访的承诺充满盼望而赋予了活力。）

我知道我明天要上学，这让我觉得很烦。

（她的彻夜难眠让她在早上难以起床，这让她感到很沮丧。）

在 5 月 18 日，我的姐姐告诉我，我是 8 月 12 日出生的。

（生母与她的回忆让她感到开心。）

回到房间后我会见到姗姗。

（想起能看到好朋友让她有力量。）

这是很成功的一节，因为瑶瑶能够从绘画与写作中表达她的开心与伤心、盼望与失望。在完成之后，瑶瑶邀请我把文字读出来。

T：哇，真厉害！瑶瑶会写很多字！看起来像一个故事。

Y：你可以读出来吗？

T：当然，你想我读吗？

Y：是的！（瑶瑶充满期待地点头。）

T：好吧我试试看。（我读了第一句后，邀请瑶瑶与我一起读。）

在我的鼓励之下，瑶瑶与我一起大声把故事读了出来，并与我分享了更多与生母、弟弟和儿童之家的朋友有关的想法和感受。在那时，瑶瑶变得更放松，她还和我分享了有关她的朋友美美的事情。

T：谢谢瑶瑶和我分享星期六和星期天跟美美吵架的事情。那是什么原因呢？

Y：其实我们没有吵架。是她骂我。

T：哦……

Y：但有时候我们一起玩得很开心。可是她走了。

T：噢……她去哪儿了？

Y：她去了另一个儿童之家。

T：明白，就是她离开这里了。

Y：是的，她在这里住了一年就走了。祖祖在这里住了半年，只剩下半年……如果祖祖、嘉嘉、姗姗都走了，我会很不开心。

T：我明白呢。那谁是瑶瑶最好的朋友呢？

Y：美美是我最好的朋友。虽然我们有时候会吵架，但是她还是我最好的朋友。

T：哦……平常瑶瑶会跟美美一起做什么？

Y：我们一起玩得很开心。我们在儿童之家玩到很晚。（在回忆跟美美的快乐时光时，瑶瑶变得很兴奋。）

T：嗯，瑶瑶与美美最开心的回忆是什么？

Y：我们一起荡秋千……

接着，通过与瑶瑶讨论让她感到开心的事情，我与瑶瑶一起探索起她的内在力量与外部资源。

T：（指着画）瑶瑶，你可以继续向我介绍这个女孩吗？

Y：这个是我，我自己一个人。我自己在荡秋千，没有朋友。我在哭，因为我不开心。

　　T：嗯，我明白当瑶瑶独自在荡秋千，没有朋友，她会感到不开心。现在，我想知道，有什么能让瑶瑶感到开心。

　　Y：哈哈！搔痒！

　　T：你确定吗？我来啦。挤挤……（我假装给她搔痒，没有真正的身体接触。）

瑶瑶开心地笑着。

　　T：现在我明白了。当被搔痒，瑶瑶就会觉得很开心。看看你的笑脸，真像小太阳哦！

瑶瑶比之前笑得更开心。

　　T：除了搔痒和笑，还有什么是能让瑶瑶感到开心的？

　　Y：跟朋友在一起。

　　T：太好了！我记得瑶瑶跟我说过一些朋友的名字，对吗？

　　Y：是的。我的朋友有姗姗、美美、嘉嘉、祖祖……还有翠翠和琪琪。

　　T：哇，好多喔！

　　Y：对呀！我有 6 个好朋友。

　　T：噢，对呢，我看到姗姗在房间门口等你，没有先回去。看来你们真的很要好哦。

瑶瑶又咯咯地笑起来。

　　T：看得出来瑶瑶是一个有很多朋友的女孩。我想知道，当瑶瑶想起她的朋友时，会有什么感觉呢？

Y：非常开心！

小节目标

（1）协助来访者建立自我价值，并重新寻找他/她在家庭与社会上的位置。

（2）如果来访者已经准备好回顾创伤事件，咨询师亦需做好准备。

（3）为来访者布置功课，以强化他/她的内在力量与自信心。

小节重点　在这节中，通过画房树人，跟进了瑶瑶的情况。我建议咨询师邀请来访者描述绘画的内容，并说出绘画中的故事。通过这个方法，咨询师能探索来访者的外部资源及家庭动力，并协助来访者重新发掘自己的资源与支持系统。在小节结束前，咨询师可以给来访者布置一些作业，以强化来访者在小节中调动的正能量。例如，咨询师可以引导来访者每天晚上去回忆他/她一天中最快乐的时刻，在睡前给自己一个微笑。咨询师可以鼓励来访者在下一节中分享他/她最快乐的时刻。

第 5 节

由于中秋假期的关系，这一节隔了两个星期。在这节的开始，我通过邀请瑶瑶分享自己一些快乐的时刻，与她持续建立治疗关系。

小节中重要的治疗内容

T：你可以告诉我这星期最快乐的时刻吗？

Y：就像我上星期说的故事一样，我终于回家了。（瑶瑶开心地微笑。）

T：噢，真的吗？这就是你想跟我分享的最快乐的时刻吗？

Y：是的。可以回家我很开心。

T：回到家里，瑶瑶最快乐的时刻又是什么呢？

Y：我玩了很久，回家不用复习。

T：哦……那你跟谁一起玩？

Y：妈妈。

T：哇，瑶瑶说谁？

Y：妈妈！

　　我再次确认瑶瑶所说的是妈妈。听到这个奇妙的转变，我非常兴奋，并决定更多地了解这个转变的过程。

　　我邀请瑶瑶画一幅自画像，她问是否也可以画一些树。我告诉她，她喜欢画什么都是可以的。接着，瑶瑶开始画云、草、树，还有中间的女孩（如图 7-3）。在绘画的过程中，瑶瑶哼着歌，显得很愉快。

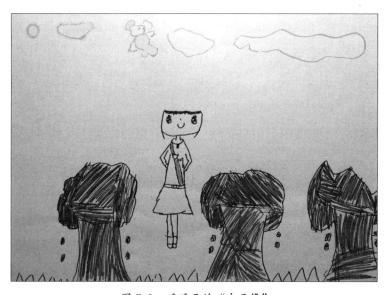

图 7-3　瑶瑶画的"自画像"

T：好的，瑶瑶。你可以告诉我你画了什么吗？

Y：我画了 3 棵树、一些云、太阳和我。我穿着我的校服和校鞋。等一下……（瑶瑶拿起粉红色水笔，在她的"身体"上画了一些东西。）我忘记画这个了。看看太阳，它像一个小小的圆球，很小很丑！（瑶瑶一边画画一边说着。）

T：嗯嗯……

Y：这是一朵小熊云。它很可爱，很像棉花糖……

T：嗯嗯……

注意：这个时候并不是跟来访者进行对话的时机。当来访者在绘画时，他/她处于潜意识状态，进行对话会把来访者带回意识状态。因此，此时我给予瑶瑶最少的回应如"嗯嗯……""哦……""好的"。

Y：好了，我画完了。（在画完从树上掉下的虫子后，瑶瑶笑着看着我。）不对，等一下，我需要画一些掉下的树叶，因为当树摇晃她的身体时，会有些树叶掉下来的。（瑶瑶在画里加上一些树叶后，告诉我这次是真的画完了。）

T：好的，现在我想请瑶瑶说说画里的故事。

Y：好吧。这是一个关于我的故事，瑶瑶。有一天，瑶瑶风纪委员……看看这个，粉红色的带子代表我是风纪委员。作为风纪委员，我会帮助其他同学，还会教他们做作业。瑶瑶成了风纪委员，她很开心。她刚刚放学来到有树的地方。这是一片草地，瑶瑶看到一些虫子正爬到树上，虫子会被树摇走，还有一些树叶也是。

我重述瑶瑶所说的故事，并向她确认内容。

Y：接着，瑶瑶看着天空，并看到了太阳。她跟太阳说："嘿！你真丑！"太阳非常不开心，因为它听到有人说它丑。虽然太阳不开心，但草是开心的，因为虫子不会吃草。瑶瑶又望着天空，她看到一些非常有趣的云。她很惊喜，因为看到一朵很像小熊的云。瑶瑶非常喜欢这朵小熊云。

我重述了故事的第二部分，在瑶瑶思考故事结局前让她回顾此部分的内容。

Y：然后，我很开心地奔回家里告诉妈妈我看到了一朵小熊云。也跟她说了太阳很不开心，因为我告诉它它很丑。

T：哇！那妈妈说了什么？

Y：妈妈说："不可能！"我接着说："是真的。如果你不相信，我可以跟你一起去找。"然后我跟妈妈一起找到了小熊云，妈妈说："噢，是真的！瑶瑶没有说谎。"妈妈这样说的时候我很开心。

瑶瑶的故事把她的内在力量调动到了意识层面。例如，她在故事里成了风纪委员，并拥有帮助他人的能力，让她自己也感到很开心。当瑶瑶看到有趣的事物想与人分享的时候，她能与母亲分享。她亦能够在遇到困难时想出解决办法，如带母亲去见证她所看到的并认同她。在我重述这个有趣的故事时，瑶瑶的内在力量进一步得到了强化。

与瑶瑶的第一幅画相比，她所画的人像明显地"长大"了，而且直直地站着。人像中的眼睛向前看，不再是斜视。云朵不再是深沉的，而是很轻的黄色，小熊云也非常可爱。虽然强烈的涂擦仍然呈现于树和尖锐的草上。正面的治疗进度明显地表现在瑶瑶的表征、身体语言、说话的语调、画作与故事的内容上。

小节目标

（1）评估治疗进度。

（2）进一步强化来访者的内在力量。

小节重点　在这一节中，咨询师可以先与来访者讨论过去一周最快乐的经历。接着，咨询师可以邀请来访者画一幅人像 / 自画像。同样地，通过邀请来访者叙述画中的故事，并由咨询师重述故事，来访者的内在力量就可以进一步得到强化。

在这个阶段，咨询师可以将第 2 节的小节内容与第 5 节对比，并评估治疗进度及确定治疗目标是否已达到。

第 6 节

在这节中，我与儿童之家工作人员会面，并与身在内地的瑶瑶牛母再一次进行电话访谈。工作人员称瑶瑶在这两周里没有再表示有睡眠困难，亦没有再做一些关于自己被离弃的噩梦。工作人员也发现瑶瑶不再容易嫉妒其他孩子拥有的食物与玩具，而是变得更容易与人相处。瑶瑶能学习与其他人分享，不再害怕资源被抢走或被剥削。因此，瑶瑶比前更容易交到朋友，并在课余与他们一起玩。工作人员也透露瑶瑶现在很少哭泣，也开始在遇到困难和不舒服的情况下学习如何表达她的想法与感受，并会尝试通过工作人员和社工的帮助处理问题。

瑶瑶的生母透露，她深入地考虑了我的建议后，认同与瑶瑶在香港独处和在内地家里与丈夫及孩子们相处的差异，会引起瑶瑶对自我身份、家庭地位与人际关系（特别是与生母）的混乱。瑶瑶的生母承认在过去的日子里，没有勇气告诉瑶瑶她们真正的关系，是因为她感到难以独自面对这一切。瑶瑶的生母对我作为咨询师的鼓励、互信和同行表示感激，并说自己在告诉瑶瑶她是她的生母后感觉如释重负。当我问她在完成这项勇敢的行动后的感觉时，瑶瑶的生母在电话里哭了，并告诉我有关她自己被瑶瑶的生父与自己的家庭离弃的创伤经历。她亦表达自己对瑶瑶的爱与思念，纵使很渴望见到她，但自己目前要带着两个很小的孩子，身为没有收入的家庭主妇并不能负担昂贵的交通费，长途跋涉到香港探望她。然而，在告诉瑶瑶她们真正的关系后，她还是感到很满足。她表示在澄清了身份后，自己的内疚感也降低了。当我问瑶瑶在知悉后有何反应时，瑶瑶的生母开心地大笑，表示瑶瑶很开心，并告知生母自己一早就已经知道了，虽然没有人告诉过她。瑶瑶抱着生母，笑个不停地重复着"妈妈、妈妈、妈妈……"。作为咨询师，这是非常美好的消息。重要的治疗结果很需要通过来访者与他 / 她的重要他人萌生启发并鼎力合作，以及咨询师的悉心引导。瑶瑶的生母亦透露，虽然她允许瑶瑶在儿童之家与她独处时称她为"妈妈"，但这在家庭间还是一个秘密。我对瑶瑶生母的这个重大变化表示欣赏，再次感谢她对我的信任，并再次指出瑶瑶、她与我之间同在和互信的治疗关系会对处理剩下的问题带来莫大的帮助。在小节完结之前，我请瑶瑶的生母深思下一步让其丈夫知悉事实的可能性。我也提到，自己坦白告诉丈夫这个事实，总比瑶瑶因无心之失在家里称她"妈妈"后被发现要好。我告诉瑶瑶的生母我并不想加重她的压力，并请她可以慢慢想，不必着急。

小节目标

（1）通过家长的报告评估来访者的治疗进度。

（2）通过取得来访者的支持系统以及他 / 她有哪些重要他人，发掘来访者的外在资源。

小节重点　在这一节中，咨询师与家长对来访者在家里与学校的近况进行第二次跟进，包括来访者与家人、朋友和老师的关系。这将有助于了解来访者的外部资源和支持系统，对来访者的康复有很大的贡献。

第 7 节

在这节的开始，我通过邀请瑶瑶分享自己一些快乐的时刻，与她持续建立治疗关系。

小节中重要的治疗内容

T：瑶瑶可以与我分享这周最快乐的时刻吗？

Y：可以呀。你记得我跟你介绍过美美吗？

T：当然啦。美美是瑶瑶的好朋友，你们以前一起住在这里，但美美离开这里到了另外一个儿童之家，对吗？

Y：对。你真的记得我告诉过你什么呢！（瑶瑶对于我清晰记得美美而显得惊喜。）

T：那你的快乐时刻是与美美有关的？

Y：是的。我很想她，我有跟天主祈祷。（瑶瑶把手合掌示范她天主教祷告的手势。）

T：你跟天主说了什么？

Y：我祈求天主祝福美美，赐她幸福快乐的每一天。

T：哇！看得出来瑶瑶是一个非常关心朋友的女孩。瑶瑶也懂得如何在想念朋友的时候找到让自己开心的方法。瑶瑶懂得在有需要的时候找天主帮忙。

当被称赞时，瑶瑶点头微笑。接着，她请求我让她画画。

T：好的，瑶瑶。可以请你画一幅有房子、有树、有人的画吗？其他的东西你喜欢画什么都可以。

Y：我想画一幅有房子、有树和有你的画。是的我想画一个有房子、有树和有你的世界。（瑶瑶一边咯咯地笑一边说着，并开始画画。瑶瑶画的"房树人"见图 7-4。）

当密切的治疗关系建立后，瑶瑶开始变得放松和调皮。我对她微笑，并以"嗯嗯……"的最基本回应帮助她专注于绘画上。

瑶瑶在绘画的过程中唱着歌，有时候也会说话。

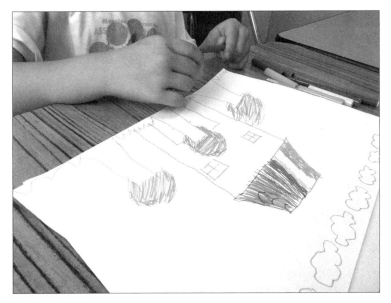

图 7-4　瑶瑶画的 "房树人"

Y：我画完了。我想跳舞。嗯……但这个房间不够大。（瑶瑶环顾着房间。）

T：好的，在谈完画里面的故事后，我们一起到楼下跳舞，好吗？

Y：好吧。

我发现瑶瑶的绘画中遗漏了 "人" 的元素，并再次重复绘画主题。

T：瑶瑶，我邀请你画的有房子、有树、有人的画，是否已经完成了？

Y：是的，我已经画完。画里没有人。

T：那房子里面有人吗？

Y：也没有，因为这屋子是穷人住的，而且已经破了。

T：哦……

Y：但你看看这里！（瑶瑶指着房顶）这里很漂亮的！这是一个彩虹房顶。它很漂亮，但没有人知道。

T：噢……为什么呢？

Y：因为房顶是很高的。

T：哦，明白。那你能告诉我它有多漂亮吗？

Y：它本来是很漂亮的，但因为没有人打扫，现在变得很肮脏。所以上面有蜘蛛和老鼠。

T：哦……那谁知道它是一个漂亮的地方呢？

Y：妈妈知道。

T：那妈妈有对屋子做什么吗？

Y：当然，妈妈会清洁它。

T：然后呢？

Y：然后我就可以搬进去。

T：哇。那还有谁会住在这个漂亮的地方？

Y：我、妈妈、妹妹和弟弟都会住在这里。

T：哇。他们在一起感觉怎么样？

Y：我们一起开心地住在这里，因为妈妈找到了这个地方，打扫了我们就可以搬进去。这间屋子是很漂亮很大的。

T：哦！那你能告诉我在这个很漂亮很大的屋子里面有些什么吗？

Y：屋子里有两间卧室。一间是妈妈、妹妹和弟弟的，另外一间是我自己的。

T：为何妈妈会与妹妹和弟弟一个房间，瑶瑶却自己住一间呢？

Y：因为我现在长大了，可以自己照顾自己。

T：哇，太棒了！屋子里还有其他东西吗？

Y：还有电视、沙发和冰箱。坐在沙发上看电视、吃水果和薯条，很舒服的。（瑶瑶非常兴奋，眼里闪闪发光地想象着自己梦想的家。）

T：哦……谁会跟瑶瑶一起吃。

Y：我会自己吃，因为我很饿。

T：瑶瑶在吃东西的时候有什么感觉？

Y：很开心！（瑶瑶挥着手，开心地说着。）

T：好的，瑶瑶。谢谢你跟我分享这个漂亮的屋子。现在你可以与我分享一下这些树吗？

　　Y：它们也很开心，草也是。

　　T：它们为什么开心呢？

　　Y：因为没有虫子骚扰草和树，所以它们都生活得很开心。

　　在这节中，再次能看到瑶瑶正面的治疗进度。从她的故事中可以看到，她的外部资源正支持着她的内在力量，并开始意识化。比如，她的生母能够把一个肮脏的屋子变得漂亮和宽敞并让家人一起住进去。瑶瑶的内在力量亦在全面发挥，这表现在她意识到自己"长大"了能够照顾好自己，同时能够与妹妹，以及她的"敌人"弟弟好好地相处。这与第 4 节瑶瑶所画的第一幅房树人相比，是截然不同的。瑶瑶把第一幅房树人命名为"我在哭"，并叙述想念"姐姐"、憎恨弟弟、因年纪小而获得最少食物的故事。这再一次显示了瑶瑶飞跃的治疗进度，以及把潜意识意识化的过程。与弟弟、妹妹融洽地相处，开心地一起生活成了瑶瑶的选择。

　　从瑶瑶的绘画中，我们可以看到正面的符号，包括彩虹房顶、浅色的云和树上涂擦的大幅度减少，以及以柔和的草代替了之前所画的带刺的草。再者，正面的治疗过程也在瑶瑶的表征、身体语言、说话语调与画作和故事的内容中显著地呈现。

小节目标

（1）强化为来访者寻找的外在资源。

（2）如来访者已做好准备回顾自己的创伤经历，咨询师也需要做好准备。

（3）评估治疗进度。

小节重点　在这节中，咨询师通过探讨来访者过去一周中最快乐的时刻与他 / 她建立关系。接着，咨询师可邀请来访者画房树人，以进一步通过故事的叙述了解他 / 她与家人的关系与互动。在这个阶段，咨询师可以把第 4 节所画的房树人和故事内容与这节的对比来确认所订立的治疗目标是否已经达到。

第 8 节

在这节中，我邀请瑶瑶画一幅以"过去 - 现在 - 将来"为题的画，她反而建议我们继续谈论上周画的房树人。作为一位"以来访者为中心"的心理咨询师，我经常在治疗小节中给予来访者不同的选择，我也希望咨询师给予来访者足够的空间去自由地表达他们的愿望和期望。我希望咨询师们视本书为参考读物而不是教案。

小节中重要的治疗内容

T：没问题。你可以先说。如果时间够的话，我们还可以画"过去 - 现在 - 将来"。

Y：好的。你还记得上次我画的云吗？

T：当然。他们是蓝色的，很轻的。（我把画拿出来，并指着瑶瑶所说的云。）

Y：是呀，它们是蓝色的，很轻的，还很开心。

T：它们因为什么而感到开心呢？

Y：它们开心，因为它们在天堂里。它们可以看到天主、圣母玛利亚和耶稣。这些云在唱歌。你想听我唱歌吗？

T：当然，如果你想的话。

瑶瑶开始唱歌，在她唱完后我称赞她记性很好。

T：你可以介绍一下这个太阳吗？

Y：它也唱歌，也可以见到圣母玛利亚。

哇！从"丑太阳"到现在，瑶瑶的转变真大！

T：哦……它见到圣母玛利亚，那它有什么感觉？

Y：它很开心。我跟它说话但它没有回答。它只是不断地唱着歌。

T：明白。你跟它说了什么？

Y：我跟它说："嘿，早安！"

T：哦！你跟它打招呼，但你说它因为在唱歌而没有回答，对吗？

Y：对的。但是我一开始不知道它是因为在唱歌而不回答我的。

T：哦……所以你之前是不知道这个原因的。当它没有回答你的时候，你感觉怎么样？

Y：不开心。

T：那么在发现它在唱歌之后呢？

Y：我求天主回答我。

T：他回答你了吗？

Y：我不知道，但我跟他唱歌感谢他。

T：哦，你跟他唱歌感谢他。

Y：对呀。我的神……（瑶瑶又开始唱起歌来。）

T：瑶瑶，你能告诉我故事的结局吗？

Y：当然。结局是每个人都很开心。

T：每个人都很开心，包括……

Y：弟弟和妹妹，妈妈和我。

T：我记得上次瑶瑶告诉我屋子里有一盏灯，对吗？

Y：是呀，你竟然记得！（当来访者发现你有留意并记住他们所说的事情，是很疗愈的。来访者会感到被尊重、重视和关心。）是的，屋子里面有一盏灯。

T：哦，屋子里有灯，跟没有灯有什么不一样？

Y：有灯的话就能清晰地看见所有东西。有灯的时候我也可以跟弟弟和妹妹一起玩。

    T：知道了，那你可以介绍一下这个彩虹房顶吗？

    Y：它很漂亮，就像一道彩虹。我们住在里面。

    T：哇！住在这么漂亮的屋子里，瑶瑶有什么感觉？

    Y：有人会进来抢我们的东西。

    T：谁会这样做？

    Y：坏人。

    T：为什么坏人要抢你们的东西呢？

    Y：因为他们看见这间漂亮的彩虹屋，就会闯进来绑架人和偷我们的钱。

感谢叙事绘画治疗，让瑶瑶在安全的情况下回顾她被离弃、剥削和感到不安全的创伤经历。通过叙述绘画中的故事，瑶瑶能够逐步跟咨询师以不带侵略性的方式，探索自己的焦虑和恐惧。

    T：嗯，瑶瑶是怎么知道坏人会这么做的？

    Y：我在电视上看过。

    T：瑶瑶看到有什么感受？

    Y：我很不开心。我们需要保护世界！（瑶瑶看起来坚定且充满自信。）

    T：哇，真棒！我们会如何保护世界？

    Y：我们要找坏人们说话。告诉他们绑架和偷人家的钱是不对的。

    T：哇，真厉害！那瑶瑶会让坏人知道他们这样是不对的，是吗？

    Y：是！（瑶瑶笑了起来，并松了一口气。）

    T：那坏人会做些什么？

    Y：他们听了我的话，变成好人了。完成啦，我的故事说完了。

    T：好的，瑶瑶。你可以告诉我，当这些都完成后，世界会变成怎样？

    Y：世界会好，变得很漂亮。

接着，我把故事重述给瑶瑶，并得到她的确认。在小节的最后 5 分钟，我启动了后备计划。

T：瑶瑶，我想感谢你与我一起度过了这 8 个小节。我会经常记起曾经遇到过瑶瑶，一位很棒的女孩子。我会经常记起瑶瑶与我分享的故事。当然，我也会经常记起瑶瑶希望把世界变得更好的正能量。所以，我想感谢瑶瑶！

瑶瑶开心地看着我，聆听着我的话。她甜美地笑了起来。

Y：但什么是正能量？

T：喔！正能量是很神奇的东西。你也可以称它为快乐。这样说吧，当你感觉快乐时，你会做什么？

Y：我会大笑，有时候微笑。

T：太好了！当我们笑对其他人时，他们一般会……

Y：他们也会笑。

T：没错！这就是正能量。我们通过微笑和大笑给其他人快乐，然后其他人也会跟我们一样感到快乐。当所有人都一起笑起来，世界会变得怎样？

Y：一个快乐的世界。（瑶瑶笑道。）

T：太酷了！瑶瑶，现在我希望你帮我做些事。

Y：当然可以。你想我做什么？

T：我想委任你成为儿童之家的"正能量大使"。你会接受我的委任吗？

Y：可以……但我需要做些什么？

我重复了如何传播正能量的方法，并让瑶瑶确认是否愿意这样做。接着，我们完成了一个小小的仪式。我把彩虹笔作为魔法棒，还给了瑶瑶一个笑脸勋章，代表着颁发"正能量大使"的委任状。

T：来吧，瑶瑶。看着这个正能量大使魔法棒，你看到什么？

Y：开心的脸……不对，不是全部都是开心的脸，有开心、不开心、生气……

T：对的，瑶瑶。我们不可能每一刻都开心，有时候也会遇到让我们感到生气、伤心和沮丧的事情……但，看看这里（我把魔法棒转到另一面），这是什么？

Y：彩虹！是彩虹！

T：是的，瑶瑶。当我们记得心里永远都有一道彩虹，会怎么样？

Y：快乐。（瑶瑶笑了。）

T：太好了！当我们感到快乐时，我们会做什么？

Y：大笑。

T：那我们会拥有什么能量？

Y：正能量。

T：耶！可以再告诉我一次，我们做什么就会有正能量？

Y：大笑和微笑。（瑶瑶又笑了。）

T：那我们可以对身边的人做什么？

Y：大笑和微笑。我会对着树、太阳、弟弟和妹妹、我的朋友和全世界大笑和微笑。

T：哇，这实在是太棒了，瑶瑶！好了，我委任你成为儿童之家的"正能量大使"，你会接受我的委任吗？

Y：我会。（瑶瑶笑了，站起来并让我帮她把笑脸勋章挂在她的衣服上，并从我的手中接过"正能量大使魔法棒"。）

这对我来说是个充满惊喜的个案。能成为瑶瑶的咨询师，我很感恩。瑶瑶有很强的领悟力和反应力，并在很短的时间内成功达到了治疗目标。我也感恩在治疗的很早期就能与瑶瑶建立好互信的治疗关系，让我能自然地进入她的内心世界。互信的关系亦有助于建立瑶瑶的安全感，并引导她回顾自己的创伤事件。由于瑶瑶从第 2 节起已能顺畅地回顾创伤事件，并能够通过绘画和叙事说起她的恐惧、伤心、愤怒、愿望与期望，这都是疗愈的关键。

　　在最后一节完结前，我采用了从我的叙事疗法恩师怀特身上学到的"局外见证人"手法，邀请了儿童之家工作人员和个案社工（遗憾的是瑶瑶的生母因在内地无法参加，唯有通过长途电话与她交流）去见证在过去 8 节中瑶瑶的进步与成长。在进行"局外见证人"之前，我向参与的人介绍过程，并提醒他们只在过程中分享他们在瑶瑶身上看到的正面变化，而非加以要求或说教。此举目的是让瑶瑶的重要他人（尤其是生母）参加见证，为瑶瑶带来更大的鼓励与进步，并帮助她更快地从创伤中康复。

小节目标

（1）协助来访者对自己的希望和期望产生领悟。

（2）邀请家人 / 照顾者见证来访者在治疗过程中的进步，这将鼓励来访者进一步走出创伤。

　　小节重点　在这节中，在持续建立治疗关系后，咨询师可邀请来访者画以"过去－现在－将来"为题的画。这个绘画主题旨在协助我们了解来访者的希望和期望，并帮助我们了解来访者如何看待自己的过去、现在和将来。在小节完结前，咨询师可邀请来访者的家人 / 照顾者参与，并引导他们表达出对来访者的正面看法。通过家长的肯定和认同，有助于调动来访者的正能量。

个案跟进

　　在个案结束后 4 个星期，我与瑶瑶的生母、儿童之家工作人员和个案社工进行了跟进。根据社工与儿童之家工作人员所述，瑶瑶变得比以前乐观和健谈。瑶瑶自豪地告诉他们，她被委任成了"正能量大使"，并与他们分享她的笑脸勋章和"魔法棒"。她比 3 个月前更多地大笑和微笑。当遇到困难或难过的时候，瑶瑶会寻求成年人的帮助，而不再以哭泣应对。根据瑶瑶生母所述，瑶瑶在大多数时间都是开心的，并变得更随和。在回到家中的时候，瑶瑶也很愿意照顾她的弟弟和妹妹，而不是通过控诉弟弟对她的侵略而获取妈妈的关注。她与家里其他人都能友善相处，并告诉生母儿童之家里的朋友都对她很好。

我感谢瑶瑶的生母、儿童之家工作人员与个案社工对我的信任和合作，这些都是帮助瑶瑶飞快进步的重要因素。我亦建议他们持续地合作和鼓励瑶瑶，帮助她在未来的日子中健康快乐地成长。

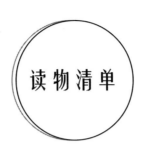

读物清单

中文读物

《读懂孩子的心理画：走进孩子内心的绘画育儿法》(2016)，金善贤著，机械
　　工业出版社，ISBN:978-7-111-54374-9

《儿童绘画心理学——儿童创造的图画世界》(2008)，Claire Golomb 著，李甦
　　译，中国轻工业出版社，ISBN: 978-7-5019-6120-7

《护航复元思觉失调的疗愈》(2019)，周德慧、赵雨龙、卢德临、卢慧芬、黄
　　晓红著，香港城市大学出版社，ISBN:978-962-937-371-9

《绘画心理治疗——对困难来访者的艺术治疗》(2012)，Moschini, L.B. 著，陈
　　侃译，中国轻工业出版社，ISBN: 978-7-5019-8570-8

《理解儿童心理从绘画开始》(2019)，陈侃著，中国轻工业出版社，ISBN:978-
　　7-5184-2253-1

《艺术疗法》(2016)，Edwards, D. 著，黄赟琳，孙传捷译，重庆大学出版社，
　　ISBN:978-7-5689-0046-1

《艺术疗法——绘画诠释：从美术进入孩子的心灵世界》(2013)，陆雅青著，重
　　庆大学出版社，ISBN: 978-7-5624-7612-2

《艺术治疗——心理专业者实务手册》(2010)，Malchiodi, C. 著，陆雅青等译，

学富文化专业有限公司，ISBN:978-986-83578-9-1

《透视心灵：绘画心理分析技术》(2018)，雷秀雅著，华东师范大学出版社，ISBN: 978-7-5675-7484-7

《走出心灵的废墟——投射绘画与叙事心理治疗》(2016)，黄晓红著，开心出版社，ISBN:978-988-18133-2-9

英文读物

Creative Intervention with Traumatized Children(2015)*, by* Malchiodi, C., The Guilford Press, ISBN: 978-1-4625-1816-6

Expressive Therapies(2005)*, by* Malchiodi, C., The Guilford Press, ISBN:978-1-59385-087-6

Expressive Therapies Continuum (2009)*, by* Hinz, L.D., Taylor and Francis Group, ISBN:978-0-415-96347-3

The Art Therapy Sourcebook(2007), by Malchiodi, C., McGraw-Hill, ISBN: 978-0-07-146827-5

The Soul's Palette(2002), by Malchiodi, C., Shambhala Publications, Inc., ISBN:978-1-57062-815-3

Understanding Children's Drawings(1998)*, by* Malchiodi, C., The Guilford Press, ISBN: 978-1-57230-372-7

Using Drawings in Assessment and Therapy(2004).*, by* Oster, G.D., Crone, P.G., Brunner-Routledge, ISBN: 1-58391-037-9

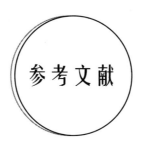

参考文献

Amato, P. R., & Keith, B. (1991). Parental divorce and the well-being of children: a meta-analysis. *Psychological bulletin, 110*, 26. doi: 10.1037/0033-2909.110.1.26

Anastasi, A., & Urbina, S. (1982). *Psychology testing.* New York, NY: Macmillan.

Archer, R. P., & Newsom, C. R. (2000). Psychological test usage with adolescent clients: Survey update. *Assessment, 7*, 227-235.

Asian Disaster Reduction Center (2005). Total disaster risk management: Good practices. In *Total disaster risk management: Good practices* (pp. 11-89). Japan, Kobe: Author.

Attard, A., & Larkin, M. (2016). Art therapy for people with psychosis: a narrative review of the literature. *The Lancet Psychiatry, 3*(11), 1067-1078.

Bevans, K., Cerbone, A. B., & Overstreet, S. (2005). Advances and future directions in the study of children's neurobiological responses to trauma and violence exposure. *Journal of Interpersonal Violence, 20*, 418-425. doi: 10.1177/0886260504269484

Bland, S. H., O' Leary, E. S., Farinaro, E., Jossa, F., & Trevisan, M. (1996). Long-term psychological effects of natural disasters. *Psychosomatic Medicine, 58*, 18-24. doi: 0033-3174/96/5801-0018$03 00/0

Bowlby, J. (1969). *Attachment and loss: Vol. I. Attachment. London:* London, UK: Hogarth Press and the Institute of Psycho-Analysis.

Bowlby, J. (1973). *Attachment and loss: Vol. II. Separation, anxiety and anger.* London, UK: Hogarth Press/Institute of Psycho-Analysis.

Bowlby, J. (1980). *Attachment and loss: Vol. III. Loss, sadness and depression.* London, UK: Hogarth Press/Institute of Psycho-Analysis.

Brown, L. S. (2008). *Cultural competence in trauma therapy: Beyond the flashback.* Washington, DC: American Psychological Association.

Browne, A., & Finkelhor, D. (1986). Impact of child sexual abuse: A review of the research. *Psychological Bulletin, 99,* 66–77. doi:10.1037/0033-2909.99.1.66

Bruner, E. M. (1986). Experience and its expressions. *The anthropology of experience.*

Buck, J. N. (1948). The H-T-P technique. A qualitative and quantitative scoring manual. *Journal of Clinical Psychology, 4,* 317-317. doi: 10.1002/1097-4679(194810)4:4<317::AID-JCLP2270040402>3.0.CO;2-6

Buck, J. N. (1966). *The house-tree-person technique: Revised manual.* Los Angeles, CA: Western Psychological Services.

Bumpass, L. L., Raley, R. K., & Sweet, J. A. (1995). The changing character of stepfamilies: Implications of cohabitation and nonmarital childbearing. *Demography, 32,* 425-436.

Burgess, A. W., & Hartman, C. R. (1993). Children's drawings. *Child Abuse & Neglect, 17,* 161-168.

Burns, R., & Kaufman, S. (1972). *Actions, styles and symbols in Kinetic Family Drawings (KFD): An interpretive manual.* Mazel, New York: Brunner.

Burgess, A. W., & Hartman, C. R. (1993). Children's drawings. *Child abuse & neglect, 17*(1)

Burgess, A. W., McCausland, M. P., & Wolbert, W. A. (1981). Children's drawings as indicators of as sexual trauma. *Perspectives in Psychiatric Care, 19*, 50-58. doi: 10.1111/j.1744-6163.1981.tb00110.x

Camara, W. J., Nathan, J. S., & Puente, A. E. (2000). Psychological test usage: Implications in professional psychology. *Professional Psychology: Research and Practice, 31*, 141.

Cashel, M. L. (2002). Child and adolescent psychological assessment: Current clinical practices and the impact of managed care. *Professional Psychology: Research and Practice, 33*, 446.

Catani, C., Schauer, E., Kohiladevy, M., Ruf, M., Neuner, F., Schauer, M. (2005). *Treating children shattered by war and natural disaster: A controlled clinical trial in Sri Lanka's North-Eastern coastal region affected by the tsunami.* Paper presented at the European Society for Traumatic Stress Studies conference, Stockholm, Sweden.

Catani, C., Schauer, E., & Neuner, F. (2008). Beyond individual war trauma: Domestic violence against children in Afghanistan and Sri Lanka. *Journal of Marital and Family Therapy, 34*, 165-176. doi: 10.1111/j.1752-0606.2008.00062.x

Cherlin, A. J., & Furstenberg Jr, F. F. (1994). Stepfamilies in the United States: A reconsideration. *Annual Review of Sociology, 20*, 359-381. doi:10.1146/annurev.so.20.080194.002043

Clemence, A. J., & Handler, L. (2001). Psychological assessment on internship: A survey of training directors and their expectations for students. *Journal of Personality Assessment, 76*(1), 18-47.

Colman, R. A., & Widom, C. S. (2004). Childhood abuse and neglect and adult intimate relationships: A prospective study. *Child Abuse & Neglect, 28*, 1133-1151. doi:10.1016/j.chiabu.2004.02.005

Crawford, M. J., & Patterson, S. (2007). Arts therapies for people with schizophrenia: an emerging evidence base. *Evidence-Based Mental Health*, *10*(3), 69-70.

De Bellis, M. D. (1997). Posttraumatic stress disorder and acute stress disorder. In R. T. Ammerman & M. Hersen (Eds.), *Handbook of prevention and treatment with children and adolescents* (pp. 455-494). New York, NY: Wiley.

De Bellis, M. D., Hall, J., Boring, A. M., Frustaci, K., & Moritz, G. (2001). A pilot longitudinal study of hippocampal volumes in pediatric maltreatment-related posttraumatic stress disorder. *Biological psychiatry, 50*, 305-309. doi: 10.1016/S0006-3223(01)01105-2

Di Leo, J. H. (1983). *Interpreting children's drawings.* New York, NY: Brunner.

Dube, S. R., Anda, R. F., Felitti, V. J., Chapman, D. P., Williamson, D. F., & Giles, W. H. (2001). Childhood abuse, household dysfunction, and the risk of attempted suicide throughout the life span: findings from The Adverse Childhood Experiences Study. *Journal of American Medical Association 286*, 3089-3096. doi: 10.1001/jama.286.24.3089

Kramer, E., & Wilson, L. (1971). *Art as therapy with children*. New York: Schocken Books.

Elbrecht, C. (2006). *The transformation journey: The process of guided drawing-An initiatic art therapy.* Rütte, Germany: Johanna Nordländer Verlag.

Falk, J. D. (1981). Understanding children's art: An analysis of the literature. *Journal of Personality Assessment, 45*, 465-472.

Figley, C. R., & Kiser, L. J. (2013). *Helping traumatized families.* New York, NY: Routledge.

Finkelhor, D., Ormrod, R. K., & Turner, H. A. (2007). Poly-victimization: A neglected component in child victimization. *Child abuse & neglect, 31*, 7-26. doi: 10.1016/j.chiabu.2006.06.008

Foks-Appelman, T. L. (2012). *Draw Me a Picture: The Meaning of Children's*

Drawings and Play from the Perspective of the Analytical Psychology. Foxap scriptus.

Foucault, M. (1979). Authorship: what is an author?. *Screen*, *20*(1), 187.

Freud, S. (1915). *Papers on metapsychology; Vol 4. Papers on applied psycho-analysis* (Joan Rivière, Trans, pp. 368-407). London, UK: Hogarth and Institute of Psycho-Analysis.

Freud, S. (1958). *On beginning the treatment.* In J. Strachey (Ed. & Trans.), The standard edition of the complete psychological works of Sigmund Freud (Vol. 12, pp. 121-144). London: Hogarth Press and the Institute of Psycho-Analysis. (Original work published 1913).

Freud, S. (1953). The interpretation of dreams. In J. Strachey (Ed. & Trans.), *The standard edition of the complete psychological works of Sigmund Freud* (Vol. 4 and 5). London, UK: Hogarth Press and the Institute of Psycho-Analysis. (Original work published 1900).

Freud, S. (1915). The unconscious, in *The Standard Edition of the Complete Psychological Works of Sigmund Freud, Vol 14.* Translated and edited by Strachey J. London: Hogarth Press, 1957, pp. 166–204.

Freud, Sigmund. "Introductory Lectures on Psycho-Analysis, Standard Edition." *New York, NY* (1966).

Freud, S. (1991). *The complete psychological works of Sigmund Freud.* London: Hogarth Press.

Gil, E. (2006). *Helping abused and traumatized children.* New York, NY: Guilford.

Gilbert, R., Widom, C. S., Browne, K., Fergusson, D., Webb, E., & Janson, S. (2009). Burden and consequences of child maltreatment in high-income countries. *The Lancet, 373*, 68-81. doi: 10.1016/S0140-6736(08)61706-7

Goenjian, A. K., Steinberg, A. M., Najarian, L. M., Fairbanks, L. A., Tashjian, M., & Pynoos, R. S. (2000). Prospective study of posttraumatic stress, anxiety, and depressive reactions after earthquake and political violence. *American Journal of Psychiatry, 157,* 911-895. doi: 10.1176/appi.ajp.157.6.911

Golomb, C. (1990). *The child's creation of a pictorial world.* Berkeley, CA: University of California Press.

Goodenough, F. (1926). A new approach to the measurement of intelligence of young children. *Journal of Genetic Psychology,* 33, 185-211.

Goodwin, R. D., & Hamilton, S. P. (2003). Lifetime comorbidity of antisocial personality disorder and anxiety disorders among adults in the community. *Psychiatry Research, 117,* 159-166. doi: 10.1016/S0165-1781(02)00320-7

Greene, S., & Hogan, D. (Eds.). (2005). *Researching children's experience: Approaches and methods.* Sage.

Gross, J., & Hayne, H. (1998). Drawing facilitates children's verbal reports of emotionally laden events. *Journal of Experimental Psychology: Applied, 4,* 163. doi: 10.1037/1076-898X.4.2.163

Gunnar, M. R., & Vazquez, D. M. (2001). Low cortisol and a flattening of expected daytime rhythm: Potential indices of risk in human development. *Development and Psychopathology, 13,* 515-538. doi: 10.1017/S0954579401003066

Hammer, E. F. (1958/1980). *The clinical application of projective drawings.* Springfield, IL: Charles C. Thomas.

Handler, L., Campbell, A., & Martin, B. (2004). Use of graphic techniques in personality assessment: Reliability, validity, and clinical utility. In M. J. Hilsenroth, & D. L. Segal (Vol. Eds.), *Comprehensive handbook of psychological assessment: Vol. 2. Personality Assessment* (pp. 387-404). Hoboken, NJ: Wiley.

Harding, C. M., Brooks, G. W., Ashikaga, T., Strauss, J. S., & Breier, A. (1987). The Vermont longitudinal study of persons with severe mental illness, II: Long-term outcome of subjects who retrospectively met DSM-III criteria for schizophrenia. *American journal of Psychiatry, 144*(6).

Harris, D. B. (1963). *Children's drawings as measures of intellectual maturity: A revision and extension of the Goodenough Draw-a-Man Test.* New York, NY: Harcourt, Brace & World.

Heim, C., Ehlert, U., & Hellhammer, D. H. (2000). The potential role of hypocortisolism in the pathophysiology of stress-related bodily disorders. *Psychoneuroendocrinology, 25*, 1-35. doi: 10.1016/S0306-4530(99)00035-9

Hetherington, E.M., Bridges, M., & Isabella, G.M. (1998). What matters? What does not? Five perspectives on the association between marital transitions and children's adjustment. *American Psychologist, 53,* 167-184.

Hibbard, R. A., Roghmann, K., & Hoekelman, R. A. (1987). Genitalia in children's drawings: An association with sexual abuse. *Pediatrics, 79*, 129-137.

Howe, J. W., Burgess, A. W., & McCormack, A. (1987). Adolescent runaways and their drawings. *The Arts in Psychotherapy, 14*, 35-40. doi:10.1016/0197-4556(87)90033-5

Hulse, W. (1951). The emotionally disturbed child draws his family. *Quarterly Journal of Child Behavior, 3*, 152-174.

Joseph, R. (1996). *Neuropsychiatry, neuropsychology, and clinical neuroscience: Emotion, evolution, cognition, language, memory, brain damage, and abnormal behavior.* Baltimore, MD: Williams & Wilkins.

Jung, C.G. (1976). Psychological types. Princeton, NJ: Princeton University Press. (Original work published 1934).

Kaplan, F. E. (2003). Art-based assessments. In C. Malchiodi (Ed.), *Handbook of art therapy* (p. 25-35). New York, NY: Guilford.

Kaplan, F. E. (2000). *Art, science and art therapy: Repainting the picture.* London, UK: Jessica Kingsley.

Kealy, D., Ogrodniczuk, J. S., & Howell-Jones, G. (2011). Object relations and emotional processing deficits among psychiatric outpatients. *Journal of Nervous and Mental Disease, 199*, 132-135. doi:10.1097/NMD.0b013e3182083162

Kelley, S. J. (1984). Drawings: Critical communications for sexually abused children. *Pediatric nursing, 11*, 421-426.

Klepsch, M., & Logie, L. (1982). *Children draw and tell: An introduction to the projective uses of children's human figure drawings*. New York, NY: Brunner-Routledge.

Koppitz, E. M. (1966). Emotional indicators on human figure drawings of shy and aggressive children. *Journal of clinical psychology, 22*, 466-469.

Koppitz, E. M. (1968). *Psychological evaluation of children's human figure drawings*. New York, NY: Grune & Stratton.

Koppitz, E. M. (1984). *Psychological evaluation of human figure drawings by middle school pupils*. New York, NY: Grune & Stratton.

Kuban, C., & Steele, W. (2008). *One-minute interventions for traumatized children and adolescents*. Clinton Township, MI: The National Institute for Trauma and Loss in Children.

Lack, H. S. (1996). *The person-in-the-rain projective drawing as a measure of children's coping capacity: A concurrent validity study using Rorschach, psychiatric, and life history variables* (Doctoral dissertation). Available from ProQuest Dissertations and Theses database. (UMI No. 9715576)

Leach, J. (2004). Why people freeze in an emergency: Temporal and cognitive constraints on survival responses. *Aviation, Space, and Environmental Medicine, 75*, 539-542.

Leeb, R. T., Paulozzi, L. J., Melanson, C., Simon, T. R., & Arias, I. (2008). *Child maltreatment surveillance: uniform definitions for public health and recommended data elements*. Atlanta, GA: Centers for Disease Control and Prevention. National Center for Injury Prevention and Control.

Leifer, M., Shapiro, J. P., Martone, M. W., & Kassem, L. (1991). Rorschach assessment of psychological functioning in sexually abused girls. *Journal of Personality Assessment, 56*, 14-28.

Levick, M. F., Safran, D. S., & Levine, A. J. (1990). Art therapists as expert witnesses: A judge delivers a precedent-setting decision. *The Arts in Psychotherapy, 17*, 49-53.

Levine, P. A. (2005). *Healing trauma: A pioneering program for restoring the wisdom of your body.* Boulder, CO: Sounds True.

Lindstrom, M. (1957). *Children's art: A study of normal development in children's modes of visualization.* Berkeley, CA: University of California Press.

Lott, S. C. (1989). *Emotional indicators and drawings of pre-school aged children.* Paper presented at NCCAN's Child Abuse Conference. Salt Lake City, Utah.

Lyons, S. J. (1993). Art psychotherapy evaluations of children in custody disputes. *The Arts in Psychotherapy, 20*, 153-159.

Machover, K. (1949). *Personality projection in the drawing of the human figure.* Springfield, IL: Charles C Thomas.

Machover, K. (1951). Drawing of the human figure: A method of personality investigation. In H. H. Anderson & G. L. Anderson. *An introduction to projective techniques* (pp. 341-369). New York, NY: Prentice Hall.

Malchiodi, C.A. (1998). *Understanding children's drawings.* New York, NY: Guildford.

Malchiodi, C.A. (Ed.). (2003). *Handbook of art therapy.* New York, NY: Guilford Press.

Malchiodi, C. A. (Ed.). (2008). *Creative interventions with traumatized children.* New York, NY: Guilford Press.

Malchiodi, C. A., & Crenshaw, D. A. (Eds.). (2015). *Creative arts and play therapy for attachment problems.* Guilford Publications.

Mancia, M. (2006). Implicit memory and early unrepressed unconscious: Their role in the therapeutic process: How the neurosciences can contribute to psychoanalysis. *The International Journal of Psychoanalysis, 87*, 83-103.

Marmorstein, N. R., & Iacono, W. G. (2003). Major depression and conduct disorder in a twin sample: Gender, functioning, and risk for future psychopathology. *Journal of the American Academy of Child & Adolescent Psychiatry, 42*, 225–233.

McEwen, B. S. (1998). Stress, adaptation, and disease: Allostasis and allostatic load. *Annals of the New York Academy of Sciences, 840*, 33-44.

McFarlane, A. C., Policansky, S. K., & Irwin, C. (1987). A longitudinal study of the psychological morbidity in children due to a natural disaster. *Psychological Medicine, 17*, 727-738.

McGuire, T. G. (2000). Physician agency. In *Handbook of health economics* (Vol. 1, pp. 461-536). Elsevier.

McNeish, T. J., & Naglieri, J. A. (1993). Identification of individuals with serious emotional disturbance using the draw a person: screening procedure for emotional disturbance. *The Journal of Special Education, 27*(1), 115-121.

Morgan, A. (2000). *What is narrative therapy?* (p. 116). Adelaide: Dulwich Centre Publications.

Murray, J., & Farrington, D. P. (2008). Parental imprisonment: Long-lasting effects on boys' internalizing problems through the life course. *Development and psychopathology, 20*, 273-290.

Naglieri, J. A. (1988). *Draw A Person: A quantitative scoring system manual*. New York, NY: Psychological Corporation.

Naglieri, J. A., McNeish, T. J., & Bardos, A. N. (1991). *DAP: SPED: Draw A Person: Screening Procedure for Emotional Disturbance*. Pro-ed.

Naglieri, J. A., LeBuffe, P. A., & Pfeiffer, S. I. (1994). *Devereux scales of mental disorders*. Psychological Corporation.

National Institute for Trauma and Loss in Children. (2010). *From trauma to resilience: Short-term help long-term gains*. Clinton Township, MI: Starr Commonwealth.

Neu, J. (Ed.). (1991). *The Cambridge companion to Freud* (Vol. 2). New York, NY: Cambridge University Press.

Neuner, F., Onyut, P. L., Ertl, V., Odenwald, M., Schauer, E., & Elbert, T. (2008). Treatment of posttraumatic stress disorder by trained lay counselors in an African refugee settlement: A randomized controlled trial. *Journal of consulting and clinical psychology, 76*, 686.

Neuner, F., Schauer, M., Klaschik, C., Karunakara, U., & Elbert, T. (2004). A comparison of narrative exposure therapy, supportive counseling, and psychoeducation for treating posttraumatic stress disorder in an African refugee settlement. *Journal of consulting and clinical psychology, 72*, 579.

Oppawsky, J. (1991). Utilizing children's drawings in working with children following divorce. *Journal of Divorce & Remarriage, 15*, 125-142.

Oster, G. D. & Crone, P. G. (2004). *Using drawings in assessment and therapy: A guide for mental health professionals* (2nd ed.). New York, NY: Brunner-Routledge.

Padus, E. (1992). *The Complete Guide to Your Emotions and Your Health: Hundreds of Proven Techniques to Harmonize Mind & Body for Happy, Healthy Living*. Rodale Books.

Perez, C. M., & Widom, C. S. (1994). Childhood victimization and long-term intellectual and academic outcomes. *Child abuse & neglect, 18*, 617-633.

Perry, B., & Szalavitz, M. (2006). *The boy who was raised as a dog and other stories from a child psychiatrist's notebook*: *What traumatized children teach us about loss, love, and healing*. New York, NY: Basic Books.

Peterson, L. W., & Hardin, M. (1997). *Children in distress: A guide to screening children's drawings.* New York, NY: Norton.

Prodan, C. I., Orbelo, D. M., Testa, J. A., & Ross, E. D. (2001). Hemispheric differences in recognizing upper and lower facial displays of emotion. *Cognitive and Behavioral Neurology, 14*, 206-212.

Pynoos, R. S., & Eth, S. (1986). Witness to violence: The child interview. *Journal of the American Academy of Child Psychiatry, 25*, 306-319.

Rausch de Traubenberg, N. (1986). Issues in the use of the Rorschach with children. In A. I. Rabin (Ed.), *Projective techniques for adolescents and children* (pp. 142-153). New York, NY: Springer.

Robinson Jr., C. J. (2011). *A validity study of projective drawings* (Doctoral dissertation). Retrieved from ProQuest Dissertations and Theses database. (UMI No. 3481825)

Robinson, N. S., Garber, J., & Hilsman, R. (1995). Cognitions and stress: Direct and moderating effects on depressive versus externalizing symptoms during the junior high school transition. *Journal of Abnormal Psychology, 104*, 453.

Sanders, C. W. (2006). *Using the House-Tree-Person test to assess sexually abused adolescents* (Doctoral dissertation). Available from ProQuest Dissertations and Theses database. (UMI No. 3255223)

Sandler, J., & Sandler, A. M. (1997). *A psychoanalytic theory of repression and the unconscious.* In J. Sandler & P. Fonagy (Eds.), *Recovered memories of abuse: True or false?* (pp. 163-182) London, England: Karnac Books.

Sapolsky, R. M. (1994). The physiological relevance of glucocorticoid endangerment of the hippocampus. *Annals of the New York Academy of Sciences, 746*, 294-304.

Schaverien, J., & Killick, K. (Eds.). (1997). *Art, Psychotherapy, and Psychosis.* Routledge.

Scheeringa, M. S., Zeanah, C. H., & Cohen, J. A. (2011). PTSD in children and adolescents: toward an empirically based algorithm. *Depression and Anxiety, 28*, 770-782. doi:10.1002/da.20736

Schore, A. N. (2002). Dysregulation of the right brain: A fundamental mechanism of traumatic attachment and the psychopathogenesis of posttraumatic stress disorder. *Australian and New Zealand Journal of Psychiatry, 36*, 9-30.

Schore, A. N. (2005). A neuropsychoanalytic viewpoint: Commentary on paper by Steven H. Knoblauch. *Psychoanalytic Dialogues, 15*, 829-854.

Skybo, T., Ryan-Wenger, N., & Su, Y. H. (2007). Human figure drawings as a measure of children's emotional status: Critical review for practice. *Journal of Pediatric Nursing, 22*, 15-28.

Siegel, D. J. (1999). *The developing mind: Toward a neurobiology of interpersonal experience.* New York, NY: Guilford.

Silva, R. (Ed.). (2004). *Posttraumatic stress disorders in children and adolescents.* New York, NY: Norton.

Silver, R. (2000). *Art as language.* New York, NY: Brunner-Routledge.

Sourkes, B. M. (1991). Truth to life: Art therapy with pediatric oncology patients and their siblings. *Journal of Psychosocial Oncology, 9*, 81-96.

Spaniol, S. (2003). Art therapy with adults with severe mental illness. *Handbook of art therapy.*

Spencer, A. J. (1982). *Death in ancient Egypt.* Penguin (Non-Classics).

Squire, L. R. (1994). *Memory and brain.* New York, NY: Oxford University Press.

Steele, W. (2008). The intervener's relationship with traumatized children: Being a witness versus clinician. Trauma and Loss: Research and interventions. *Journal of the National Institute for Trauma and Loss In Children, 8*(2), 8-11.

Steele, W. (2009). *Trauma informed care a history of helping: A history of excellence.* Retrieved from from http://www.tlcinst.org/pdfs/TICare5.28.09.pdf

Steele, W., & Kuban, C. (2007). *Trauma informed care: Fifty frequently asked questions about trauma intervention: A practitioners guide.* Grosse Pointe Woods, MI: TLC Institute.

Steele, W. & Raider, M. (2001). *Structured sensory intervention for children, adolescents, and parents (SITCAP).* New York, NY: Mellen Press.

Swenson, C. C., Saylor, C. F., Powell, M. P., Stokes, S. J., Foster, K. Y., & Belter, R. W. (1996). Impact of a natural disaster on preschool children: Adjustment 14 months after a hurricane. *American Journal of Orthopsychiatry, 66,* 122-130.

Thabet, A. A. M., Abed, Y., & Vostanis, P. (2002). Emotional problems in Palestinian children living in a war zone: a cross-sectional study. *The Lancet, 359,* 1801-1804.

Tharinger, D. J., & Stark, K. D. (1990). A qualitative versus quantitative approach to evaluating the Draw-A-Person and Kinetic Family Drawing: A study of mood-and anxiety-disorder children. *Psychological Assessment: A Journal of Consulting and Clinical Psychology, 2*(4), 365.

Turner, H. A., Finkelhor, D., & Ormrod, R. (2007). Family structure variations in patterns and predictors of child victimization. *American Journal of Orthopsychiatry, 77,* 282-295.

van der Kolk, B. A. (1984). *Post-traumatic stress disorder: Psychological and biological sequelae.* Arlington, VA: American Psychiatric Publishing.

van der Kolk, B., McFarlane, A., & Weisaeth, L. (1996). (Eds.) *Traumatic stress disorder: The effects of overwhelming experience on mind, body and society.* New York, NY: Guilford Press.

Wadeson, H. (1980). *Art psychotherapy.* New York, NY: Wiley.

Weiner, I. B., & Greene, R. L. (2007). *Handbook of Personality Assessment.* New York, NY: Wiley.

West, M. M. (1998). Meta-analysis of studies assessing the efficacy of projective techniques in discriminating child sexual abuse. *Child Abuse & Neglect, 22*, 1151-1166.

White, M., & Epston, D. (1990). *Narrative means to therapeutic ends*. WW Norton & Company.

White, M. K. (2007). *Maps of narrative practice*. WW Norton & Company.

Wilson, D., & Ratekin, C. (1990). An introduction to using children's drawings as an assessment tool. *The Nurse Practitioner, 15*(3), 23-4.

Wilt, S., & Olson, S. (1996). Prevalence of domestic violence in the United States. *Journal of American Medical Women's Association, 51*, 77-82.

Wittling, W., & Schweiger, E. (1993). Neuroendocrine brain asymmetry and physical complaints. *Neuropsychologia, 31*, 591-608.

Wohl, A., & Kaufman, B. (1985). *Silent screams and hidden cries*. New York, NY: Brunner.

Wong (2019). Art therapy: In D. H. R. Zhou, T. L. W. Lo, Y. L. M. Chiu, & W. F. A. Lo. (Eds.), *Voyage of recovery: Healing of Psychosis* (p. 183). Hong Kong: City University of Hong Kong Press.

贺孝铭 .1999. 在学准咨商员之"个案概念化"与其相关因素研究 . 台湾彰化师范大学辅导与咨商学系博士论文 .

黄晓红 . 懒爸妈，好孩子——专家给现代父母的亲身教养秘诀 . 香港：爸妈学堂，2013.

黄晓红 . 走出心灵的废墟——投射绘画与叙事心理治疗 . 香港：开心出版社，2016.

周德慧、赵雨龙、卢德临、卢慧芬、黄晓红 . 护航复元思觉失调的疗愈 . 香港：香港城市大学出版社，2019.